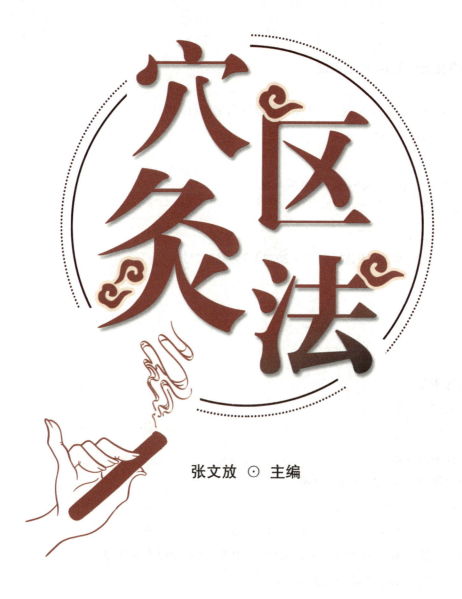

穴区灸法

张文放 ⊙ 主编

传 承 中 医 精 髓

———————◆———————

区域内多穴位同时施灸
多穴位、多经络协同起效，起到1+1＞2的作用

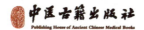

中医古籍出版社
Publishing House of Ancient Chinese Medical Books

图书在版编目（CIP）数据

穴区灸法 / 张文放主编. — 北京：中医古籍出版社，2024.1
ISBN 978-7-5152-2663-7

Ⅰ.①穴… Ⅱ.①张… Ⅲ.①针灸疗法 Ⅳ.①R245

中国国家版本馆CIP数据核字（2023）第086222号

穴区灸法

张文放　主编

责任编辑	张　磊
封面设计	文人雅士文化传媒
出版发行	中医古籍出版社
社　　址	北京市东城区东直门内南小街16号（100700）
电　　话	010-64089446（总编室）　010-64002949（发行部）
网　　址	www.zhongyiguji.com.cn
印　　刷	廊坊市海涛印刷有限公司
开　　本	710mm×1000mm　1/16
印　　张	15
字　　数	220千字
版　　次	2024年1月第1版　2024年1月第1次印刷
书　　号	ISBN 978-7-5152-2663-7
定　　价	98.00元

《穴区灸法》编委会

名誉主编 杨建宇

主　　编 张文放

副 主 编 康俊英　王松慧　吴荣茂　刘　鑫

　　　　　　任晓飞　康俊英

委　　员（按姓氏笔画排序）

　　　　　　王　闯　王龙飞　刘坤鹏　刘京合

　　　　　　许　瑾　赵广森　柏　贞　梅勇震

序一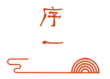

中医，是中国传统文化的瑰宝，历经五千载薪火传承，博大精深，与时俱进，历久弥新，造福世人。其中，中医三宝——汤、针、灸，活人无数，效果神奇，尤以灸法夺目。

灸法在人类学会用火之时便已诞生，与针法并称针灸，后经历代先贤呕心沥血，总结出穴位经络。灸法自"河图洛书"萌芽，到《黄帝内经》理论初成，及汉唐元明清时期，日益精进的历代专著或全书如《金匮要略》《针灸甲乙经》《景岳全书》等都有关于运用灸法治疗内、外、妇、儿等疾病的记载。清末民国时期，中医式微，几近消亡。然而，灸法上至权贵、下至百姓无不认可，生生不息，自新中国成立之后渐渐复苏。2020年，新冠肺炎疫情席卷全球，此生死危机之时，中医诸法各显神通，在抗击新冠肺炎疫情方面起到了举足轻重的作用，灸法亦大放异彩，其既起到了治疗阻断的作用，又起到了有效预防的作用。中医灸法源于百姓，必用于百姓，传播更在于百姓。

张文放先生勤求古训，博采众长，遵古而不泥于古。于救治疾患之时，感古法之灸用于现代健康问题，每未尽全功，他曾苦恼万分，仰观星空，俯望大地，冥想解决之道。思穴位、经络之本质，察灸法之本源，皆为立体区域之物质遵特殊规律循行，故以针灸调治能有验效多在于配穴组合，遵表里、周围、循经等，若能直达病灶即可起沉疴祛痼疾。然穴位繁多，经络循行奇特，加之需辨证取穴，难之又难。与此同时，现代人调治身体需求日甚，张文放先生深感继承中医灸法之重任在肩，责无旁贷。

历数载寒暑，阅古书典籍，博览今之科研成果，结合多年自身经验，张文放先生创新性提出穴区灸法理论，将人体分为十大穴区，并借助扶阳透灸智能艾灸设备付诸实践，亦可结合中西医各法对人体进行调治。无论寒、湿、痰、瘀之积，抑或体质调理，更于心脑慢性疾病、妇科疾病等多获奇

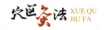

效,为世人所称赞。大河南北,长城内外,北到黑吉、南至琼州、东起沪上、西及新疆,受益者不知凡几。

  本书从灸法源流、穴区灸法的优势及调治、穴区灸法配合中西医各法调治等方面进行讲解,以承前启后,引领中医灸法的学习和传播热潮,使中医灸法达新之高度。

杨建宇

中国医药新闻信息协会副会长兼中医药临床分会执行会长

中医药一带一路经方行活动组委会总干事

中国中医药研究促进会秘书长助理

兼仲景医学研究分会副会长、秘书长

仲景星火工程分会执行会长

序二

2020年，一场突如其来的新冠肺炎疫情席卷全球，虽给我们的生活带来了诸多不便，但也促使人们迅速转变了对于中医的认知，即由原来的有病治疗转变为中医思维中的早期调养预防，无论是医学专家还是普通民众都提高了对于身体调养的重视。在联合中西医各种方法治疗新冠肺炎的过程中，中医灸法在调养身体方面有着无可比拟的优势，完美地体现了中医"治未病"的思想理念。朱震亨在《格致余论》中说："与其求疗于有病之后，不若摄养于无疾之先；盖疾成而后药者，徒劳而已，是故已病而不治，所以为医家之法；未病而先治，所以明摄生之理。如是则思患而预防之者，何患之有哉？此圣人不治已病治未病之意也。"治未病重在防，防未病与治未病殊词同旨。

张文放先生早在多年前就通过大量临床实践发现临近周围穴位、经络表里两经以及俞募穴的协同调养作用，又结合《黄帝内经》《伤寒论》等诸多中医典籍所载理论，从气的一元论出发，创新性地提出穴区灸法，即灸特定的穴区以调控人体的免疫功能，提高机体自愈力，对诸多身体疾患起调养作用。

经过不计其数的扶阳透灸调养案例，张文放先生不断提高理论知识、完善调理方案，无论是常见疾病还是男女老幼各种慢性疾病都有相应的解决方案。扶阳透灸与中西医各种调养方法搭配相得益彰。

本书旨在向大家详细讲解张文放先生的穴区灸法，通过对穴位、经络本源的探究，正本清源，让更多的人认识、了解并进一步学习掌握穴区灸法，利用穴区灸法改善患者生活质量，守护患者身心健康，让中医灸法走入每个家庭、走向世界，共同打造中医灸法新高度。

赵建宏

北京市医药卫生文化协会会长

北京市中医管理局医政处原处长

前言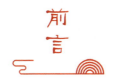

近年来，随着人们对养生保健意识的不断提高，中医灸法作为极具特色的绿色疗法之一，因其方便有效，被越来越多的人认可。同时，国家倡导促进中医药的发展，艾灸尤其被广泛提起。由此，可以说中医灸法迎来了发展的黄金时期。

然而，传统灸法中的直接灸容易引起化脓、疼痛、瘢痕等问题，这对于崇尚健康美的现代人来说是很难接受的。普通悬浮灸（如盘旋灸、雀啄灸等）需要辨证配穴，操作复杂，倘若灸量不足，还将难以深透到穴位深处，效果往往不尽如人意；加之人体穴位繁多，经络走行奇特，在学习和应用的过程中，没有基础者难以入门，这些都直接制约着中医灸法的传播和发展，当今时代在等待和呼唤着中医灸法的创新者和领导者的到来。

经过多年的调治实践，以《黄帝内经》《伤寒论》《千金方》等中医经典典籍理论为基础，同时参考现代医学、量子力学等，笔者潜心研究穴区灸法。该灸法化繁为简，将众多穴位和经络归纳为心肺穴区、膻中穴区、肝脾穴区、中脘穴区、命门穴区、关元穴区、百会穴区、风府穴区、涌泉穴区、阿是穴区十大穴区。穴区灸法充分利用主穴与其周围穴位的主治一致性，在区域内多穴位同时施灸，以使多穴位、多经络协同起效，保证患者获得更好的调治效果。

通过本书的学习，无论是中医初学者还是有一定基础的中医爱好者，都能够迅速学习并掌握穴区灸法，共同打造灸法新高度，引领艾灸新潮流。

张文放

穴区灸法学术理论创始人

河南省针灸学会常务理事

中国中医药研究促进会艾灸分会副会长

声明：本书病例为个人部分行医记录，如读者遇到类似情况应先咨询专业医师。

目 录

第一讲　灸疗的源流 ··· 001

　　一、灸法的起源和发展 ··· 001

　　二、中医灸法的分类 ··· 004

第二讲　穴区灸法的理论溯源 ··· 008

　　一、穴位和经络的本质探究 ··· 008

　　二、穴区灸法与"河图洛书" ······································ 009

　　三、穴区灸法与《黄帝内经》 ···································· 010

　　四、穴区灸法与张仲景的《伤寒论》 ························· 012

　　五、穴区灸法与孙思邈的《千金方》 ························· 013

　　六、穴区灸法与张景岳的《景岳全书》 ····················· 014

　　七、穴区灸法与黄元御的"一气周流" ····················· 016

　　八、穴区灸法与"三焦学说" ···································· 017

　　九、穴区灸法和现代灸法科研 ···································· 019

第三讲　穴区灸法禁忌 ·· 021

第四讲　穴区灸法的注意事项 ·· 022

第五讲　十大穴区及相关病种操作规范 ·························· 023

　　心肺（上焦）穴区 ··· 023

　　　一、穴区整体描述 ··· 023

　　　二、穴区包括穴位 ··· 024

　　　三、穴区方义 ··· 024

四、穴区主治范围 ············ 025
五、病种与操作规范 ············ 025

膻中穴区 ············ 033
一、穴区整体描述 ············ 033
二、穴区包括穴位 ············ 033
三、穴区方义 ············ 034
四、穴区主治范围 ············ 034
五、病种与操作规范 ············ 035

肝脾（中焦）穴区 ············ 040
一、穴区整体描述 ············ 040
二、穴区包括穴位 ············ 040
三、穴区方义 ············ 041
四、穴区主治范围 ············ 042
五、病种与操作规范 ············ 042

中脘穴区 ············ 047
一、穴区整体描述 ············ 047
二、穴区包括穴位 ············ 047
三、穴区方义 ············ 048
四、穴区主治范围 ············ 049
五、病种与操作规范 ············ 049

命门（下焦）穴区 ············ 059
一、穴区整体描述 ············ 059
二、穴区包括穴位 ············ 059
三、穴区方义 ············ 060
四、穴区主治范围 ············ 061
五、病种与操作规范 ············ 061

关元穴区 ············ 070

目录

一、穴区整体描述 ……………………………… 070
二、穴区包括穴位 ……………………………… 070
三、穴区方义 …………………………………… 071
四、穴区主治范围 ……………………………… 072
五、病种与操作规范 …………………………… 072

百会穴区 …………………………………………… 086

一、穴区整体描述 ……………………………… 086
二、穴区包括穴位 ……………………………… 086
三、穴区方义 …………………………………… 087
四、穴区主治范围 ……………………………… 088
五、病种与操作规范 …………………………… 088

风府穴区 …………………………………………… 094

一、穴区整体描述 ……………………………… 094
二、穴区包括穴位 ……………………………… 094
三、穴区方义 …………………………………… 095
四、穴区主治范围 ……………………………… 096

涌泉穴区 …………………………………………… 097

一、穴区整体描述 ……………………………… 097
二、穴区包括穴位 ……………………………… 097
三、穴区方义 …………………………………… 098
四、穴区主治范围 ……………………………… 098

阿是穴区 …………………………………………… 100

一、穴区整体描述 ……………………………… 100
二、穴区包括穴位 ……………………………… 100
三、穴区方义 …………………………………… 100
四、穴区主治范围 ……………………………… 101
五、病种与操作规范 …………………………… 101

第六讲　穴区灸法与"三高症" ····· 107

消渴（高血糖） ····· 107
高血压 ····· 109
高血脂 ····· 112

第七讲　穴区灸法与其他技法 ····· 115

穴区灸法加小儿推拿 ····· 115
一、小儿五迟、五软 ····· 116
二、小儿多动症 ····· 118
三、小儿食积 ····· 120
四、小儿泄泻 ····· 123
五、小儿惊风/夜啼 ····· 125

艾灸加刮痧、刺血、拔罐、走罐 ····· 127
一、痛风 ····· 128
二、带状疱疹 ····· 130
三、富贵包 ····· 132
四、静脉曲张 ····· 133
五、膝关节病 ····· 136
六、上火 ····· 138
七、斑秃 ····· 138
八、肥胖症 ····· 141
九、偏头痛 ····· 142
十、腰肌劳损 ····· 143

艾灸加针灸 ····· 144
一、痹症 ····· 145
二、筋伤（腱鞘囊肿、腱鞘炎、急性扭伤） ····· 158
三、消化性溃疡 ····· 159

四、失眠（不寐） …… 160

五、头痛 …… 163

六、面瘫（面瘫、面肌痉挛、面神经炎） …… 166

七、中风后遗症（偏瘫、口齿不清） …… 168

八、小儿脑性瘫痪 …… 171

九、消化不良 …… 172

十、胆囊炎 …… 174

艾灸加手法疏通 …… 175

一、乳腺增生 …… 175

二、催乳 …… 176

三、胸胁疼痛 …… 177

四、便秘 …… 178

艾灸美容 …… 180

一、柔肝与美容 …… 180

二、护心与美容 …… 181

三、健脾与美容 …… 182

四、强肺与美容 …… 183

五、益肾与美容 …… 184

六、针灸美容 …… 185

艾灸养生保健 …… 185

一、四时养生保健 …… 186

二、情志养生保健 …… 188

三、饮食养生保健 …… 192

四、运动养生保健 …… 197

五、沐浴养生保健 …… 198

六、不同人群的养生保健 …… 201

七、身体部位的养生保健 …… 208

附：十大穴区核心穴位及其配穴之定位 …… 215

第一讲　灸疗的源流

一、灸法的起源和发展

灸法是中医三宝——汤、针、灸中起源最早的调治方法。我们的祖先在使用火的过程中发现，烤火不仅可以使身体温暖，局部被火灼伤后还可以缓解某些病痛，由此，他们从中得到启示，即通过火的长时间烧灼可起到一定的防病、祛病作用，中医灸法便起源于此。

"灸"在《说文解字》中解释为"灸，灼也，从火，久声"。在灸法的萌芽阶段，只要是能够燃烧产生火的植物都被拿来使用，但随着对烧灼疗效和副作用的不断总结，汉代的《黄帝虾蟆经·辨灸火木法》中明确指出："八木之火以灸，人皆伤血脉肌肉骨髓。"即松、柏、竹、橘、榆、枳、桑、枣八种木材作为火源施灸对人体有害。词典《尔雅》称艾叶为"冰台"，自古以来，艾的生长范围甚广，全国各地多有生长，艾与火的结合使用历史悠久。更为重要的是，它气味芳香、性温易燃、火力缓和、持久渗透，艾以其独特的优势在众多燃烧材料中脱颖而出，成为中医灸法最好的也是最主要的材料选择之一。

中医灸法在《左传》中亦有记载，鲁成公十年（公元前581年），晋候有疾，医缓至曰："疾不可为也。在膏之上，肓之下，攻之不可，达之不及。"经考证，这里的"攻"即灸法，"达"即针法，这充分说明，春秋时期的灸法理论便已初步形成。

战国时期，灸法被广泛运用，中医思想与诸子百家相融合。孔子曰："丘所谓无病而自灸也。"《孟子·离娄上》："今之欲王者，犹七年之病求三年之艾也。"由此可知，当时的中医灸法已渗透到士大夫的日常生活，被用来治疗疾病的同时，也用来养生保健，预防疾病。

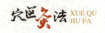

　　《黄帝内经》标志着中医理论的初步形成，其中有关灸法的论述颇多。《灵枢·官能》："针所不为，灸之所宜。""阴阳皆虚，火自当之。"《灵枢·经水》："其治以针艾"，将中医灸法与针法并称，指出两种方法既可单独使用，又可配合使用，同等重要。《素问·汤液醪醴论》："镵石针艾治其外也"，首次记载艾是灸法的主要燃料，又称艾为中医灸法的代名词，同时提出灸法补泻及辨证施灸理论，这些内容无不影响着后世中医灸法的发展。张仲景的《伤寒杂病论》中关于灸法温阳散寒、温阳复脉、温阳举陷的记载共有七条，如"少阴病，吐利，手足不逆冷，反发热者，不死。脉不至者，灸少阴七壮"。

　　东汉、两晋时期战乱频发，灸法的发展处于低谷时期，然此时，鲍姑、葛洪夫妇创立了隔物灸，对灸法的传承起到了至关重要的作用。鲍姑是我国中医学史上的第一位女灸学家，她所做的艾被称为"神艾"，又叫"鲍姑艾"。葛洪的《肘后备急方》收录了多种艾灸疗法，其中关于危重病证的施灸载述开创了灸法调治急证的先河。《肘后备急方》中的瓦甑灸表明灸法可借助器具大范围施灸，安全性和有效性大幅度提升的同时，标志着器械灸的诞生。之后的《针灸甲乙经》《小品方》对灸法的发展都有着积极的推动作用。

　　隋唐时期，灸法迎来黄金发展时期，唐代尤其盛行用灸法来调病养生。唐代著名诗人韩愈有诗曰"灸师施艾炷，酷若猎火围"，说明当时中医灸法已经作为独立的学科，有灸师专职施灸调治人体。在此时期，涌现出大量医学典籍辑录灸法。

　　唐代著名医学家、"药王"孙思邈曾提出用中医灸法来预防多种疾病，如《千金要方》："凡入吴蜀地游宦，体上常须三两处灸之，勿令疮暂瘥则瘴疠瘟疟毒气不能着人也。"灸法还对小儿脐风有预防作用，《千金要方·卷五·少小婴孺方》："河洛关中土地多寒，儿喜病痉，其生儿三日，多逆灸以防之，又灸颊以防噤，有噤者舌下脉急，牙车筋急，其土地寒，皆决舌下去血，灸颊以防噤也。"灸法对于中风的预防也多有指导，如《千金翼方·卷十七·中风》中明确提出，灸百会、风池、大椎、肩井、曲池、间使、足三里可预防中风，这正是笔者运用穴区灸法指导中风康复调理方案中选用百会穴区、风府穴区及阿是穴区原因之所在。同时，《伤寒论》中关于灸法禁忌的热证在

《千金要方》《千金翼方》中也有载述。

唐代各医家大力提倡中医灸法在内、外、妇、儿各科中的应用，在现存的医书中亦比比皆是。《外台秘要》便记载了很多灸法的医案，如其载有的《骨蒸病灸法》便说明了灸法除了对虚劳具有神奇的调治疗效，还能调治多种疾病。更为可贵的是，本书开始由循经针刺转向以穴位为核心的区域施灸。从崔知悌对大椎的取法和现在基本相同就可见一斑。另外，以"药王"孙思邈为代表的唐代医家在重视灸法辨证的同时并不废止针法汤药，提出针灸合用及针药并用等，笔者的穴区灸法调治理念亦如此。

宋代初年沿袭了唐代的传承，灸法得到进一步完善和发展，此时的灸法开始讲究灸量宜足，从而更好地驱邪扶正。《扁鹊心书》："凡大病宜灸脐下五百壮。补接真气，即此法也。""须灸关元三百壮，以保肾气。"该书明确提出"自古扶阳之法，灼艾第一"，且在选穴方面力求精准，多以两三个穴位为核心区域进行施灸调治。笔者的穴区灸法继承了宋代医家中医灸法的精髓，并在此基础上进一步研究发展。

《针灸资生经·虚损篇》："凡此等疾，皆刺灸之，多至五百壮，少至二三百壮。"虽然直接灸引起的灸疮可以改善人体的免疫功能且针对灸疮也有相应的调护方法，但灸疮确实容易引发感染，为了减少灸面创伤且适当增加艾灸效果，隔盐灸、隔姜灸等隔物灸日渐兴起。

灸法在明中期至康乾盛世时期迎来飞速发展。明代著名医家张景岳开创温补学派，其所著的《类经图翼》："天之大宝，只此一丸红日；人之大宝，只此一息真阳，凡阳气不充，则生意不广。"充分认识到阳气（元气），尤其是肾阳在人体中的重要性，《景岳全书》不但载述了补充人体阳气的中药妙方——右归丸，同时还载有很多关于借用灸法调治疾病的论述。《针灸逢源》："丹田气海二穴俱连命门，实为生气之海，经脉之本，灸之皆有大效。"用以调治"非风"（注：非风不是因外感风邪而引发的突然昏厥，而是中风及中风后遗症）。中医灸法是中医温补学派调治疾病不可或缺的重要方法。

《针灸大成》对于中医灸法应用的辑录都是以穴论灸和以病证论灸。李时珍的《本草纲目》："艾叶取太阳真火，可以回垂绝元阳。服之则走三阴，而逐一切寒湿，转肃杀之气为融和。灸之则透诸经，而治百种病邪，起沉疴

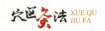

之人为康泰，其功亦大矣。"简而言之，就是艾叶能灸治百病。清代康乾盛世时期，被乾隆帝称为"妙悟岐黄"的黄元御提出"一气周流"理论，"左升右降，中气斡旋，一气周流"是一种真实的境界，是天人合一的真实描述。

新中国成立以来，中医发展迅速，现代人们的养生保健意识提高，越来越多的人愿意选择效果好且副作用少的中医疗法。中医灸法凭借其独有的优势，被越来越多的人所认可，它既可以温通经络、扶阳补虚、调和阴阳，又可以增强人体免疫、促进代谢、延缓衰老，不仅可以用于疾病调治，也可用于体质调理。

然而，传统灸法具有选穴难、配穴复杂等弊端，不仅影响灸法的效果，更制约灸法的传播推广。我们在传承历代灸法精髓的基础上，通过不断总结实践，发展形成穴区灸法，通过与扶阳透灸智能艾灸设备的联合应用，很好地解决了横亘在中医灸法传播之路上的推广难题。

二、中医灸法的分类

中医灸法源于上古，厚泽至今，种类繁多，从单纯的艾炷灸又延伸出艾条灸、温灸器灸、温针灸等。

艾炷灸分为着肤灸（直接灸）和隔物灸（间接灸）。凡是把艾炷直接放在穴位上烧灼的称为着肤灸（直接灸），又叫"明灸"。该灸法常会导致局部皮肤烧伤、起疮或化脓等问题，灸面愈合后还会留有瘢痕，需要细致的灸后护理。该灸法多应用于各种慢性疾病，如慢性支气管炎、糖尿病、高脂血症等。随着社会的发展及生活水平的提高，人们对健康也提出了更高的要求，尤其对施灸时的痛楚及各种灸后问题的接受度越来越低，鉴于此，临床上麦粒灸的使用者逐渐增多。

麦粒灸，顾名思义就是用麦粒大小的艾炷施灸，其本质是着肤灸（直接灸）的一种，但其作用时间短且所用艾绒少，不易出现皮肤灼伤和起疮的情况，更容易为人们所接受。该灸法主要适用于虚、寒、痰、瘀等病证，施灸者需要根据患者的病证选取穴位，少则3~5个穴位，多则10~20个穴位，遇到复杂病证还需选取更多穴位，施灸者须有较强的中医各科和穴位经络功底。

《医宗金鉴·刺灸心法要诀》："凡灸诸病，必火足气到，始能求愈。"麦粒灸

第一讲 灸疗的源流

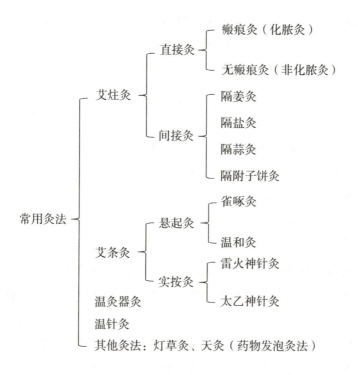

虽然可以减少并减轻直接灸带来的灸后问题,但受灸量的影响,不能完全满足疾病治疗的需求。

在施灸穴位的选择上,包括麦粒灸在内的着肤灸(直接灸)必须要选择在人体较为平整的皮肤区域进行,因而很多区域的穴位便无法施灸。更为重要的是,直接灸有可能会对临近大血管、重要器官和颜面等部位造成损伤而无法施灸调治。此外,晋代《针灸甲乙经》载人体有二十四个禁灸穴,清代《针灸逢源》载人体有四十七个禁灸穴。由于艾灸的灸量难以控制和统一,灸温更难以调节,因而着肤灸(直接灸)的调治效果千差万别。种种因素给古代及现代中医灸法的推广带来了很大阻力。

为了解决着肤灸(直接灸)的弊端,减轻灼伤给患者带来的痛苦,晋代起,鲍姑、葛洪夫妇开始探索更好的灸法,隔盐灸、隔姜灸、隔蒜灸、隔附子灸等隔物灸(间接灸)随之诞生。但此种灸法对于穴位的要求更加严格,必须要有足够的面积进行施灸,目前隔物灸(间接灸)临床多用于腰腹部,尤以脐部居多,故也有"炼脐""蒸脐"之称。

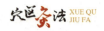

鲍姑作为中国首位女艾灸医家，她和丈夫葛洪创新性地使用灸器，解决了着肤灸（直接灸）易引发瘢痕及施术不便等问题。《肘后备急方》："若身有掣痛，不仁，不随处者，取干艾叶以斛许，丸之，内瓦甑下，塞余孔，唯留一目。以痛处着甑目下，下烧艾以熏之，一时间愈矣。"灸器在古代由于技术等的制约发展缓慢，但在现代得益于工业科技的创新，使得灸器发明层出不穷，提高了艾灸疗效，推动了艾灸疗法不断向前发展。扶阳透灸智能艾灸设备在继承古代灸器之精华的基础上融入现代科技，使得灸法更加符合现代临床应用及养生调理的需要。

明初就有艾条灸法的有关记载，朱权的《寿域神方》："用纸实卷艾，以纸隔之，点穴于隔纸上，用力实按之，待腹内觉热，汗出，即差。"详述了艾条的制作和施灸方法。随着艾条灸的出现，各种药物也被加入其中，这也就是后来的雷火灸，为灸法从有创的接触阶段发展到无创的非接触阶段提供了可能。

新中国成立以后，著名医学家朱琏先生通过大量临床实践开创了新的灸法——悬起灸，即将艾条悬放在距离穴位的一定高度之上进行熏烤，灸疗效果良好，开启了艾灸的新时代。朱琏先生所著的《新针灸学》一书在国内外有较大影响。

朱琏先生首创的悬起温和灸与各种着肤灸的主要差别在于：首先，朱琏先生打破了传统针灸施术于"点"的局限，悬起温和灸能够更加全面地覆盖病灶在体表的反应区域，使温热效应、远红外效应等透达体内，全面恢复和改善相应脏腑及组织的功能。悬起灸不但施灸效果良好，且有利于针灸理论的发展与完善。其次，悬起温和灸的灸疗作用是持久的，虽不同于针刺，但是它与针刺的作用有相近和更为优越之处。它能不断向体内导热，同时诱发体内生热和传导。如果能保证悬起温和灸的灸疗位置稳定，作用集中，灸效也会延长。

与此同时，近些年大量的临床和养生实践证明，只要保证了温和灸的灸量，悬起灸和接触类灸法起到的调治效果几乎是相同的。更为重要的是，悬起灸免去了烧伤、化脓等灸后问题，在人体无创伤的情况下，从头到脚的穴位都可以适当施灸，因而悬起灸法几乎没有禁忌穴位，辨证配穴时能够充分在病灶临近区域取穴施灸。无论是临床应用，还是养生保健，施灸过程和施灸效果均被认可。然而，人体穴位繁多，经络走行奇特，在实践中辨证配穴较难，操作复杂，这些都要求施灸者有多年的医学和穴位经络基础，因而中医灸法大多局限于临床医疗领域。

穴区灸法将艾条悬起灸法和温灸器灸法完美结合，在辨证施灸的基础上，充分利用穴位经络的本质特性，使临近穴位及上下表里穴位经络协同作用，多穴位、多经络同时调理起效。穴区灸法的十大穴区化繁为简，易于学习掌握，为中医灸法的继承和发展贡献力量。

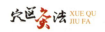

第二讲　穴区灸法的理论溯源

一、穴位和经络的本质探究

众所周知，无论是灸法、针法还是推拿按摩，对人体产生调治作用的基础都在于穴位和经络，那么穴位和经络的本质究竟是什么呢？

穴位，即腧穴，它是人体脏腑经络之气输注于人体体表的特殊区域，既是病证的反应区域，又是中医针法、灸法等施术调治的区域。《黄帝内经》称穴位为"气穴"，是"脉气所发"和"神气之所游行出入"之处。功能主要有两个，一是反应病证，二是感受刺激。穴位通过感觉异常（疼痛、寒热等）、组织形态的改变（局部区域皮肤色泽，局部区域隆起或凹陷，所在区域皮下硬结等）以及一些其他特性的改变来反应人体的病证。尤以背俞穴、（胸）募穴及阿是穴为主。穴位在感受到刺激之后，如针刺的"得气"感、艾灸的温热感等会出现相应的反应，通过特定气机的传感变化来调整相应组织器官的功能，以疏通经络、补益气血、扶正祛邪、调和阴阳等，达到预防及治疗疾病、养生健体、延年益寿的目的。讲到这里，需要阐明一个问题：施针是否必须要找到"得气"点并针刺到位才能起到相应的调治效果？古有九针，大小、长短、粗细各不相同，针对不同的病证，取穴既要细致准确，找准穴位所在区域，又要辨证调治，通过手法调整穴位所在区域的气机运行，才能"得气"见效。

在与疾病抗争的实践过程中，我们的祖先不断总结归纳穴位的内在联系，又进一步发现了经络。经络是人体联络脏腑肢节、沟通上下内外、运行气血、协调阴阳、调节人体各部的通路。经络是"经"和"络"的统称，包括经脉和络脉两个部分。经，有路径的意思，所以经脉主要指大的纵行的干线，属于经络的主体，多循行于人体的深部。络，有网络的意思，络脉为经脉的小分支，纵横联络，似罗网一样遍布全身，其部位分布较浅。经和络交会衔接，紧密联系，组合成一个较为复杂而又精细的经络系统。

穴位、经络不是简单的点或线，而是以"气"为根本组成的客观存在的区域，正如现代灸法大师周楣声于其所著的《灸绳》中所言："灸始于片，针始于点，点片同归于一辙。"穴区灸法正是充分抓住了穴位、经（脉）络（脉）的本质，根据患者的实际情况整体辨证地制定精准的调理方案，同时，利用扶阳透灸智能艾灸设备量大火足、穿筋透骨的特点，于区域内多穴位同时施灸，使灸效深透到病灶立体区域从而驱邪健体、恢复人体正气，达到调养身体、延年益寿的目的。

二、穴区灸法与"河图洛书"

在文字没有形成的远古时代灸法的雏形就已经出现，我们的祖先通过亲身实践验证了灸法的神奇疗效，他们又不断归纳总结，从口口相传到图文并茂，很多岩石壁画、甲骨文都可以看到灸法的烙印，贯穿于中华文明的始终。

"河图洛书"是五千年中华文明、阴阳五行术数之源，最早收录于《尚书》，其之象、之数、之理，至简至易又深邃无穷。《周易·系辞上》："河出图，洛出书，圣人则之。""河图洛书"既是远古先民按照星象排布出时间、方向的辨别系统，又是中医推演人体理论的基础。中医学认为天人相应，人体穴位遍布周身如同宇宙各大星体有序排布，部分学派认为人体有365个穴位对应一年的365天。穴位的分布、经气的运行、体质的调理、疾病的传变等，从"河图洛书"的推演中都可见一斑。

穴位是中医灸法和针法应用的基础，又称"气府""骨空""脉气所发"等。《说文解字》："穴，土室也。从宀，八聲。凡穴之屬皆从穴。""位，列中庭之左右谓之位。"可见，穴位并非一个简单的点，而是一个精确的区域空间。这也就解释了部分传统针法、灸法对于疾病及亚健康的调理达不到预期疗效或见效少、见效慢或长期施治调理也难以从根本痊愈的原因。基于此，国内多所中医药大学及国外研究者运用现代解剖学、影像学、数字模拟等多种先进的科学方法探究穴位的本质，提出了穴位三维立体构筑理论。穴区灸法覆盖核心穴位形成立体面作用区，多穴位、多经络协同起效，从而取得良

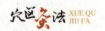

好的调治效果。

三、穴区灸法与《黄帝内经》

《黄帝内经》包含《灵枢》《素问》两部分，是中国最早的医学典籍。《灵枢·官能》："针所不为，灸之所宜"，说明灸法可以补针药之不足，凡针药无效时，灸法往往能收到较为满意的疗效。笔者一直致力于穴区灸法的研究，欲将其优势充分发挥出来，以使更多患者借此获得健康。

从《黄帝内经》开始，中医就认识到了气的重要性，尤其对阳气非常重视。《素问·生气通天论》："阳气者，若天与日，失其所，则折寿而不彰。""阳者，卫外而为固也。"人体的阳气如同天上的太阳，如果天上没有了太阳，地球上就没有了生命，阳气保护人体不受外邪侵袭，固摄人体的精华营养。穴区灸法依托气的一元论，根据患者的病证制定相应的调理方案，往往可以简单、高效、快速地获得良好的调治效果。

《素问·血气形志篇》："夫人之常数，太阳常多血少气……是谓五藏之俞，灸刺之度也。形乐志苦，病生于脉，治之以灸刺。"《灵枢·背腧》："气盛则泻之，虚则补之。以火补者，毋吹其火，须自灭也。"《黄帝内经》既提出了灸法调治的量度，又奠定了中医灸法补泻的理论基础。灸法有补泄之别，穴区灸法十分重视根据病证的虚实而采用相应的补法或泻法。

《黄帝内经》中载有很多适合灸法调理的病证。比如《素问·异法方宜论》："北方者，天地所闭藏之域也。其地高陵居，风寒冰冽。其民乐野处而乳食，藏寒生满病，其治宜灸焫。"随着现代空调冷气的普遍使用，再加上肉食、乳饮蛋白摄取量度的增多，这与《黄帝内经》中所述的北方居民的居住环境、饮食习惯十分相像，所以，中医灸法适用于大多数患者的日常养生保健和慢性疾病的调理。又如《素问·调经论》："血气者，喜温而恶寒，寒则泣不能流，温则消而去之。"《素问·玉机真藏论》："今风寒客于人……或痹不仁肿痛，当是之时，可汤熨及火灸刺而去之……病筋脉相引而急，病名曰瘛，当此之时，可灸可药。"《黄帝内经》将灸法作为因（风）寒引发的麻木、肿痛、痹症、瘛（肌肉抽搐）等病证的调治方法。穴区灸法借助扶阳透灸智能艾灸设备，可以让患者得到更方便的、更好的调治，因此，可作为因寒而引发的疼痛以及妇科疾病的首选调理方法之一，因时、因地、因人精准地制定相应的调理方案。

《灵枢·刺节真邪》："治厥者，必先熨调和其经……火气已通，血脉乃行……脉中之血，凝而留止，弗之火调，弗能取之。"厥，指突然晕倒、手脚逆冷等，症状表现和中风基本相同。《黄帝内经》成书之前，中医先贤们便已认识到其症结在于"脉中之血，凝而留止"，也就是痰凝、气滞、血瘀，只有"火气已通"才能够让气血运行，灸法的施用便可促使其取得良好的调治效果。在《黄帝内经》的基础上，笔者又进一步完善和发展穴区灸法对于痰凝血瘀所引发的各种疾病的解决方案，接受认可度极高。

《灵枢·经脉》："为此诸病，盛则泻之，虚则补之，热则疾之，寒则留之，陷下则灸之。"《灵枢·官能》："上气不足，推而扬之，下气不足，积而从之，阴阳皆虚，火自当之……寒入于中，推而行之，经陷下者，火则当之，结络坚紧，火所治之。"可见，遇到中气下陷、寒气入里以及阴阳俱虚等病证，《黄帝内经》均提倡用中医灸法来进行诊治。现代的老年病中也多有气虚下陷的表现，如胃下垂、子宫下垂等，以穴区灸法为指导制定调理方案，借助扶阳透灸智能艾灸设备进行周期调理，每每取得意想不到的疗效。

《黄帝内经》十分重视气的调摄："丈夫……五八肾气衰，发堕齿槁；六八阳气衰竭于上，面焦，发鬓颁白；七八肝气衰，筋不能动""女子……五七，阳明脉衰，面始焦，发始堕；六七，三阳脉衰于上，面皆焦，发始白；七七，任脉虚，太冲脉衰少，天癸竭，地道不通。"随着年龄的增长，当人体趋于衰老而出现的各种病证大多源于脏腑经络精气的衰弱。《黄帝内经》同时还载有如伤食、胆病、癫狂、落枕等病症的灸法调治方法，因其记述颇多，在此不一一赘述。

《黄帝内经》对于中医灸法的理论知识甚多，但也稍有不足。比如，其调治多以寒证、虚证为主，对于热证、急证的论述不多。此外，古代人与现代人的体质存有差异，因此，面对现代人群的身体调治需求，尤其是以亚健康为主的诸多疾病，不应完全以《黄帝内经》为指导原则。穴区灸法则取《黄帝内经》中符合当代人们特点的调治理论，又结合后世医家的学说和经验不断丰富完善，形成了独特的穴区灸法理论。

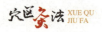

四、穴区灸法与张仲景的《伤寒论》

坐堂,是指中医大夫在医院或药房等医疗场所为患者诊脉看病,所以,人们又将这样的中医大夫称为"坐堂医",中国历史上的第一位坐堂医就是东汉末年担任长沙郡太守的张仲景。

东汉末年,时局动荡,战乱不休,瘟疫频发,人口减少。仅在汉献帝建安年间(公元196—220年),有史可查的大规模瘟疫就发生了五次。其间张仲景担任长沙郡太守,他每天公务繁多忙得不可开交,然而即便如此,他仍然坚持给百姓看病。每当瘟疫爆发严峻之时,大量染病的百姓就医无门,张仲景便留出固定时间,期间官府衙门不处理公务而让百姓进来看病,诊断、治疗的地方就设在官府大堂。他挽救了无数百姓的性命,为世人所称道,传为千古佳话。由此,张仲景成为历史上第一位"坐堂医",后世为了纪念他的丰功伟绩,河南南阳建有其医圣祠,现为全国重点文物保护单位及全国中医药文化教育基地。

张仲景精勤不倦、荟萃众长,继承前人之理论,又结合个人经验,总结编写《伤寒论》《金匮要略》等著作,其中《伤寒论》更是制定了中医的诊断标准和治疗规范,"六经传变"这种先辨证再施治的方法一直被后世中医所推崇,辨证论治也成为后世中医学的核心内容之一。喻嘉言高度赞扬张仲景的《伤寒论》为"众方之宗、群方之祖""如日月之光华,旦而复旦,万古常明"。张仲景对于灸法的施用虽有着一定的时代局限性,然而张仲景治病遵循一般规律但不拘泥,他强调"观其脉证,知犯何逆,随证治之",为后世灸法调治疾病提供了理论基础。

张仲景强调三阴宜灸,《伤寒论》中指出:"病在三阴经,虚寒病证,阴阳之气衰弱证候,宜灸。"长期以来,穴区灸法不但在理论上继承和发扬了张仲景的学术思想,还在他的基础之上取得了更进一步的发展。因此,笔者主张一切虚证、寒证、湿证等因阳气不足而导致的疾病,都可以通过穴区灸法来从根本上调补阳气,恢复人体正常的生理功能。

在穴区灸法的应用实践中,张仲景的《伤寒论》令人由衷叹服。《伤寒论》对于灸法的运用比较谨慎,且在灸的禁忌证方面有了很大进展。有专篇论述灸法的禁忌,并发现一些病证误治均与热证用灸有关。如"脉浮热甚,而反灸之,此为实;实以虚治,因火而动,必咽燥吐血"等。笔者通过数年对于灸法理论的专研和穴区灸法的创新应用发现,这些病证均可以用穴区灸法辨证取穴来加以调治。汉代时期基本都是于病灶之所在直接施灸,而作为创新的灸法,穴区灸法可以针对实热证进行配穴施灸,如因上焦实热引起的咽干等症,可以配穴施灸涌泉穴区以起到引火下行的作用,如此降解上焦实热,这便是以辨证论治为基础的辨证取穴施灸。

《伤寒论》:"少阴病,得之一二日,口中和,其背恶寒者,当灸之,附子汤主之。""故外用艾炷灸针处,散寒邪,内服桂枝加桂汤温心阳,降冲逆,则内外皆平。"在张仲景时代,以他为代表的中医就已经开始进行灸、药结合以及针、灸、药结合的探索。笔者在探索完善穴区灸法之初就非常重视灸法与其他中医综合技术的联合应用,比如现代常见的颈肩、腰椎部疼痛问题(包括颈椎病、腰椎病、椎管狭窄等),在运用穴区灸法调治的同时,笔者常配合推拿按摩、刮痧拔罐等以使患者经络疏通,或于两次施灸之间配合膏药或药包外敷等,遇到相对复杂的病证,还将配合中药汤剂、营养调剂及运动等。此外,我们十分讲求根据患者的体质及患者的主诉、病情轻重及持续时间等实际情况进行辨证施灸。以穴区灸法为核心的中医综合技术的联合应用不但见效快、疗效稳定持久,帮助众多患者摆脱病痛,获得健康,还能够让更多患者信服中医、宣传中医、弘扬中医。

五、穴区灸法与孙思邈的《千金方》

在中医的历史发展长河中有一位传奇的中医名家,清代纪晓岚在《四库全书总目提要》中说他寿长102岁,还有人说他享年141岁,他就是被世人誉为"药王"的孙思邈。他身体力行,提倡药灸同用,是中医灸法在唐代得以迅速发展的重要代表人物。

孙思邈打破前人热证禁灸的局限,热毒蕴结证、脏腑实热证、阴虚内热证、湿热证均可用灸,如《千金方》:"小肠热满,灸阴都,随年壮。""虚热闭塞,灸二十一椎,两边相去各一寸五分。""五淋,灸大敦三十壮。"孙思邈的用灸理论和实践对穴区灸法有很大启发,针对实热病证可以用灸来以热

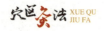

制热，透邪外出。针对因虚热所致的诸多疾病，均可采用引火下行的方法调治，如透灸涌泉穴区可以治疗阴虚火旺所致的失眠问题，配合我们研发的足浴汤，疗效尤为显著。另外，现代人多为湿热体质，由此引发的疾病也越来越多，于调治时，我们倡导先灸中脘穴区以打通三焦，通畅人体气机疏布，此法还可以用于减肥等其他保健灸领域。

穴区灸法讲求辨证论治，通过多穴位、多经络循经传导可以满足绝大多数临床医疗及养生保健需求。在实践过程中，我们充分借鉴《千金方》中关于灸法的禁忌事项，如"凡微数之脉，慎勿可灸，伤血脉焦筋骨。凡汗以后，勿灸，此为大逆"。应在保证受灸者生命安全的前提下让他们获得最大的灸效，大汗、过于饥饱或醉酒等人群是禁灸的。与此同时，孙思邈认为"头维、脑户、风府……石门，此二十四处，禁不可灸"，实际上，这主要与当时的直接灸容易造成化脓等问题有关，进而制约了这些穴位的施灸操作。穴区灸法主要采用的是悬起灸的操作方法，在辨证施灸时，禁灸穴少、操作方便灵活。

《千金方》："若针而不灸，灸而不针，皆非良医也；针灸不药，药不针灸，尤非良医也……知针知药，固是良医。"孙思邈针灸、汤药并重的学术思想也是穴区灸法调治的重要指导思想，穴区灸法常配合灸膏开穴施灸或配以汤药口服及营养支持等。无论是内、外、妇、儿等各科疾病，还是美容、减肥、养生，从短期效果来看，灸效迅速、良好，从长期效果来看，灸效持久，复发率低。

现代人不但在病因病机上有别于古人，更为重要的是，现代人对于健康的定义和追求亦有所不同。穴区灸法通过灸特定的穴区以调控人体的免疫功能，提高机体自愈力，又不会因直接灸而造成感染等问题，穴区灸法的理论与实践创新让中医灸法更有效果、更有高度。

六、穴区灸法与张景岳的《景岳全书》

《景岳全书·大宝论》："凡万物之生由乎阳，万物之死亦由乎阳。"言明阳气在人体中的主导作用。该书作者——明代著名医家张景岳主张补益元阳真阴，慎用寒凉和攻伐，他是中医扶阳温补学派的创始者。张景岳重视阳气，助阳为本的中医思想亦为穴区灸法的基本理论之一。

汉代由于战乱等原因，很多热证、急证被列为灸法禁忌范围，这对后世灸法的发展产生了一定的不利影响。但是中医不但有正治之法，更有从治之法。中医灸法不仅能够温补元气——补虚，还能够驱逐热邪——泻实，宋代的《备急灸法》就证明了灸法可以用于急证、热证的调治。《景岳全书》指出，调治要辨证明确，治贵专精，补必兼温，温补阴分，拖散表邪，才能"一拔其本，诸证尽除"。穴区灸法对于各种发热病证的调理无不体现出这种中医思想。

"夫阴以阳为主，所关于造化之原，而为性命之本者。"《景岳全书》言明生命活动和调治的根本都在于阳气，阳气与阴精这对生命体的基本矛盾，以阳气为主要矛盾。"盖人得天地之气以有生，而有生之气，即阳气也，无阳则无生矣。故凡自生而长，自长而壮，无非阳气为之主，而精血皆其化生也。是以阳盛则精血盛，生气盛也；阳衰则精血衰，生气衰也。"艾草集天地阳气之精华，艾灸是人体最好的补阳方法之一。那么，如何利用中医灸法补阳才能达到事半功倍的效果呢？

《景岳全书》阐发命门，详论阴阳，其虑在虚："但知根本，此其要也，命门是也""夫生之门即死之户，民以人之盛衰安危皆系于此者。以其为生气之源，而气强则强，气衰则病""丹田气海二穴俱连命门，实为生气之海，经脉之本，灸之皆有大效"。张景岳虽是温补学派的开创者，强调命门的重要性，但又不单纯地补阳。

穴区灸法将命门穴周围以及肾俞穴、腰阳关穴等作为基础命门穴区来调补肾脏元气。同时，讲究俞募配合，将对应的关元穴周围以及气海穴、天枢穴等作为基础的关元穴区，与命门穴区相互呼应。这样就做到了阳得阴助而化生无穷，阴得阳助则泉源不竭，阴阳平衡，生生不息。

近年来，由于有熬夜、过劳、吃宵夜、少运动等违背自然规律的生活习惯的人越来越多，因此患有颈腰椎疼痛等不适症状的患者也越来越多，他们不但要忍受病证反复发作所带来的苦楚，如任病情发展还有可能要接受手术治疗。《景岳全书》："腰痛之虚证，十居八九，但察其既无表邪，又无湿热，而或以年衰，或以劳苦，或以酒色所伤，或七情忧郁所致者……灸腰痛不可

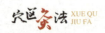

俯仰，令患人正立，以竹杖柱地，平脐点记，乃以度背，于脊中点记，随年壮灸之。"在调治腰痛时应不局限于灸法，为了取得更好的调治效果，可以配合针法、针刺放血等治疗手段。

由于现代社会工作生活压力大，很多人或多或少都有着精神方面的疾病隐患，于此，该如何调治呢？《景岳全书》中便有所揭示，"盖阳虚之候，多得之愁忧思虑以伤神，或劳役不节以伤力，或色欲过度而气随精去，或素禀元阳不足而寒凉致伤等，病皆阳气受损之所由也。"找到阳气受损之因，采用穴区灸法调补阳气不失为一个很好的选择。

《景岳全书》中介绍，灸非风连脏、气塞涎壅、昏危不语等证可取穴：百会、风池、大椎、肩井、曲池、间使、足三里。灸手足不遂、偏枯等证可取穴：百会、肩井、曲池、风市、环跳、足三里、绝骨（悬钟）。以灸百会穴区和风府穴区为主，配合阿是穴区作为中风后遗症的调理方案早在明朝就已有应用。张景岳认为，很多疾病的调治，灸法要优于药物。《景岳全书》有很多穴区灸法的影子，《类经图翼》更是辑录了几百个灸法验方，涉及内、外、妇、儿各科。

穴区灸法在制定调理方案时讲究"辨中需变，以应无穷"，穴区灸法站在新的理论高度，透过细节查找病证之根源，有针对性地、精准地选择对应的穴区进行调理，调理效果良好，应用更加广泛，既可以用来调理因寒、湿、瘀所引起的慢性疾病以及亚健康问题，还可以用来调理乳腺、月经、子宫卵巢等相关的妇科疾病。

七、穴区灸法与黄元御的"一气周流"

"一气周流"的中医学说始见于《黄帝内经》，成于清代乾隆帝御医黄元御，这位被乾隆帝称为"妙悟岐黄"的医家在《四圣心源》中提出"左路木火生发，右路金水敛降，中焦土气斡旋"的"一气周流"学说，来继承和发展"气的一元论"，解释气机的变化等。黄氏这种重视气化的中医理论，尤其是对于气的升降运动变化，论述得深入而广泛，十分适合现代临床和养生调理实践。

中医讲究治病必求于本，使得"一气周流"在人体的各个脏腑器官经络百骸，气机顺畅，维持人体的健康状态。"一气"就是人体的元气，"一气周流"理论揭示了元气在人体的运转方式并验证了元气充足、衰弱与人体各种病证的关系，对中医调治疾病，组法方药，尤其对穴区灸法的辨证施灸意义重大。

"气"无处不在，是人体出现各种病证的根源。《黄帝内经》中黄帝曰："余闻人有精、气、津、液、血、脉，余意以为一气耳。""一气周流"理论认为"六气本一气，五行即一行"。气有推动和气化的作用，气机运化正常就促成了生命的各种功能和运动，一旦气机失调，就会引发各种疾病。如气的推动功能下降会造成气滞津停而导致水湿、痰饮，进而造成肥胖和水肿。痰湿因寒邪的作用进一步凝聚而阻滞经络就会形成瘀阻，再发展下去则痰瘀互结，更有甚者形成痰瘤等。穴区灸法抓住了气的本质，使得因痰、湿、瘀、虚等引发的各种病证迎刃而解。

穴区灸法通过扶阳透灸智能艾灸设备调补阳气，同时使得阳气周流运化全身，做到"阳气动则不壅"，"一气周流，土枢四象"，阳气得通，气机条达，兼顾全局，恢复全身各处元气。穴区灸法充分利用人体穴位经络的整体性、穿透性、特异性，于调理时，讲究俞募配合以起到表里交流、前后直达的调理效果。穴区灸法还充分利用穴区所在区域内各穴位之间汇合重叠、吸收靠拢、弥漫扩散、上行下达、两侧环抱的特点，发挥临近穴位调治一致性，使得机体气机顺畅，元气全身周流，调补全身气血、扶阳驱邪、养生益寿。例如，对于很多严重的阳虚患者，尤其是肾阳虚衰于下、心火旺盛于上的上盛下虚的患者，不应只简单地选取对应穴区，而是要选取命门穴区和关元穴区调补肾元，涌泉穴区引心火下行，中脘穴区调理枢机，从中斡旋使得肾水与心火交泰，做到水火既济，全身脏腑经络及四肢百骸得温。针对相似病因、病机，用以调治内、外、妇、儿诸多疾病无不应验。

八、穴区灸法与"三焦学说"

三焦之名，始见于《黄帝内经》。自《难经》之后，历代医家对此争论不休，对于三焦所处的部位、功能以及辨证应用是基本统一的，主要分歧在于有形、无形、何形之争。

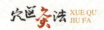

总观三焦，横膈以上为上焦，包括心与肺；横膈以下到脐为中焦，包括脾与胃；脐以下至二阴为下焦，包括肝、肾、大小肠、膀胱、女子胞等。三焦是人体元气运行的通道，对人体元气具有产生、疏布、调节的作用。"三焦者，水谷之道路"，三焦作为水谷之道参与水谷纳化过程，包括食管的受纳、胃的腐熟运化、小肠的升清降浊、大肠肛门的糟粕传导。同时，三焦在水液代谢过程中起协调平衡的作用，称为"三焦气化"。为了充分发挥三焦的功能，穴区灸法以核心穴位为主，兼顾临近穴位同时施灸，充分发挥其主治一致性，于胸腹区域施灸的同时有效激发三焦的气化等功能，对调治"病机丛杂，虚实互现"的多种慢性病、顽固性疾病均有不错的疗效。

在调治冠心病、心衰、咳嗽、哮喘等心肺疾病时，心肺（上焦）穴区是必须要选取的穴区。另外，针对顽固性心肺疾病，需同时调治命门（下焦）穴区，可以起到事半功倍的效果。因为心肺疾病的根源主要在于心肺的气机失调与功能衰弱，三焦的气化功能正常才能从根本上保证肺主气、心主血脉、肾主纳气及其他脏腑气机的运行。穴区灸法在调治包括心肺疾病在内的多种脏腑疾病时精准辨证施灸，充分发挥三焦协调脏腑、运行津血、充养全身的功能作用，取得了良好的临床疗效。

穴区灸法对以胰岛素抵抗为代表的血糖疾病、甘油三酯及总胆固醇较高的血脂疾病、"三高"与肥胖并患的代谢综合征及其所导致的各种心脑慢性疾病，还有一些中老年慢性疾病均有良好的调治效果。在用穴区灸法调治时，笔者力主先灸肝脾（中焦）及中脘穴区七次，以充分打通人体的代谢通道；同时，中焦还是人体谷道的核心关键，脾胃为气血化生之源，中焦所在即为脾胃之所在，后天的饮食必须要经过中焦转化与疏布才能营养全身各处。人体的代谢通道被充分打开之后，脏腑气机恢复正常，元气可顺利到达脏腑经络之所在，脏腑经络得到充养从而逐渐从根本上恢复自身机能。针对很多棘手的慢性疾病，通过调补后天、补益元气，疾病往往可以缓解或治愈。

"三焦学说"与"命门学说"可一并作为穴区灸法养生抗衰的指导思想，三焦作为机体气化的主要途径，命门则为机体气化的原始动力。《难经》认为命门"其气与肾通"，肾为先天之本，所处正是下焦。《素问》："膀胱者，州都之官，津液藏焉，气化则能出矣。"膀胱所在也是下焦。穴区灸法对儿童及中老年人的诸多疾病往往能够取得良好的调治效果，在调治儿童生长发育相关病证时，我们十分注重根据患儿的自身体质给予其适当的按摩手法，以促使其三焦功能的恢复与增强。

现代人对健康的追求越来越强烈，对调治手段的要求也逐次提高，如安全有效、无毒副作用、不产生痛苦、既可治病又可防病、延缓衰老、养生延年等。在这种情形下，我们以"三焦学说"等学术理论指导灸法应用并进一步创新形成穴区灸法。中医认为，衰老的根本在于以肾虚为代表的脏腑经络虚损，而脏腑经络的虚损则与三焦气化失司息息相关，无论是临床治疗还是养生调理，穴区灸法正是抓住了这个关键点。很多热衷于保健养生的人士，尤其是爱美的女性，不但体质得到改善，气质和颜值也得以提升。

无论是五迟、五软等生长发育性疾病，还是卵巢早衰等衰退性疾病，只有选择科学有效、多脏腑经络同时调治的疗法来补充元气，调理内分泌，平衡阴阳，才能使患者得到根本的康复治疗。

九、穴区灸法和现代灸法科研

纵观中医灸法历史，我们不禁发出了盛世重灸的慨叹，这不但体现了国家对于灸法研究和发展的重视，还体现了灸法在临床医疗和养生保健方面的重要地位。自新中国成立以来，灸法引起了世界医学界的关注，中外关于灸疗这一绿色疗法的临床研究持续增加。近年来，灸法既挖掘古代传承又融入科学创新，机理研究系统跨学科地探究穴位经络的本源，不断取得突破性进展，主要表现为灸法的防治范围不断扩大，临床观察不断深入。

现代灸法突破传统病证和一般常见病，已开始用于疑难性疾病的灸治，如用于抗癌、治疗慢性溃疡性结肠炎、类风湿性关节炎、精子减少症、桥本氏甲状腺炎、硬皮病等。临床观察的日益科学化、客观化是近年来灸法发展的显著特点，不但不局限于症状的对比观察，更从患者的体征和各种现代化检查数据进行对比。

我国将中医灸法的研究作为国家重点研究项目之一并取得丰硕成果，由吴焕淦担任首席科学家的国家重点基础研究发展计划（"973计划"）——"灸法作用的基本原理与应用规律研究"于2008年立项，该项目组根据以往

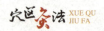

灸法研究成果和中医针灸学理论，基于艾灸临床有效病症（慢性浅表性胃炎、溃疡性结肠炎、肠易激综合征、高脂血症、类风湿性关节炎、颈椎病、腰椎间盘突出症、膝骨性关节炎等）开展灸法作用的基本原理与应用规律研究。经过大量的临床和实验数据，总结出了影响灸效的主要因素：得气是影响灸效的关键因素；温热刺激是艾灸效应的启动因素；灸温是影响灸效的决定因素，灸温不是越高越好，灸温在45℃时，抗炎、降脂、抗氧化、保护血管内皮与预防动脉硬化等灸效均优于38℃，如灸温超过50℃，艾灸的热刺激作用不再增加；艾叶的质量是影响灸效的重要因素。《孟子·离娄上》："犹七年之病，求三年之艾"，相关研究数据表明，艾叶年份越久则易挥发成分相对含量越少，难挥发成分含量越多；艾绒比例越高则易挥发成分相对含量越少，难挥发成分含量越多；普通艾绒挥发油含量越高，点燃后火力越强，越容易灼伤皮肤，医疗风险较高。

近年来，中医灸法得到了党和政府的倡导和支持，不但加大了科研方面的投入，还在政策法规方面给予了支持，为中医灸法的传承与创新带来了良机，穴区灸法将着眼于未来大健康领域的发展与布局，让更多的人认识灸法、接受灸法、传播灸法。随着医学与各基础学科的发展与相互融合，也将会给穴区灸法的发展提供充足的助力。

第三讲　穴区灸法禁忌

穴区灸法理论完善且调治效果良好，注重根据患者的不同病证进行辨证施灸。基于大量临床医案及调理数据，建议大家在如下情况慎灸或禁灸。

（1）头面部和重要脏器、大血管附近以及皮薄肌少的部位慎灸。

（2）外感温病、阴虚内热、实热病证慎灸。

（3）皮肤溃疡处及患有感觉障碍、严重心脏病或无自理能力的人慎灸。

（4）高血压患者的风府穴区、大椎穴区、心肺穴区等慎灸。

（5）恶病质的极度衰竭之垂危状态、身体调节能力很差者慎灸。

（6）过劳、过饱、过饥、醉酒、大渴、大惊、大怒者慎灸，婴幼儿、孕妇等慎灸。

（7）患有我国法定传染病者忌灸。

（8）处于昏迷、癫痫发作期间忌灸。

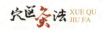

第四讲　穴区灸法的注意事项

艾灸的一般顺序为：先阳面后阴面，先上后下，先躯干后四肢。

穴区灸法调理期间，受灸者需注意：

（1）艾灸后，建议两小时内不接触冷水、吹风扇、吹空调。

（2）艾灸前后宜多喝温开水，宜食清淡，忌吃生冷及辛辣等刺激性食物。

（3）艾灸后应注意休息，避免熬夜。

（4）艾灸后不宜暴饮暴食、剧烈运动等。

此外，艾灸结束后，必须确认艾条熄灭，以防复燃而引发火灾。

晕　灸

先兆期： 头部产生不适感，上腹部或全身不适，眼花耳鸣、心悸、面色苍白、出冷汗、打哈欠等，有些受灸者可无先兆期。

发作期： 轻者头晕胸闷，恶心欲呕，肢体软凉，摇晃不稳，甚则伴瞬间意识丧失；重者突然意识丧失，昏仆在地，唇甲青紫，大汗淋漓，面色灰白，双眼上翻，二便失禁。

处理方法：

（1）轻度晕灸：应迅速停止施灸，将受灸者置于空气流通处，喝温热糖水、热茶或者口含糖块；或抬高受灸者双腿，头部稍低，静卧片刻即可。

（2）重度晕灸：停灸后可令受灸者仰卧于温度适宜的空气流通处，掐按人中穴或于百会穴手持施灸，施灸时不宜离受灸者的头皮太近，以免烫伤，直至受灸者知觉恢复，症状消退，必要时可配合施行人工呼吸并及时送医治疗。

重度晕灸者经及时处理后可能会出现精神疲乏、面色苍白、嗜睡及汗出等表现。

第五讲　十大穴区及相关病种操作规范

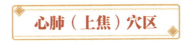

心肺（上焦）穴区

一、穴区整体描述

以心俞、肺俞为核心穴位，同时辐射具有主治一致性的临近穴位，形成协同增效的多穴位立体面作用区，叫心肺穴区。

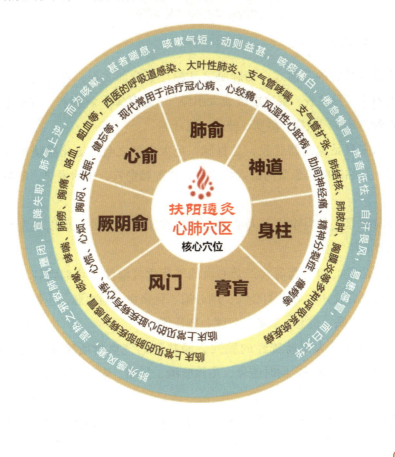

二、穴区包括穴位

主要穴位：肺俞、风门、心俞、厥阴俞、膏肓、身柱、神道。

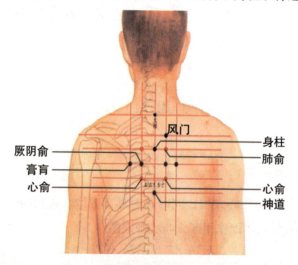

三、穴区方义

肺俞穴是肺的背俞穴，乃肺脏之气输注于背部之处，在足太阳膀胱经上。太阳主一身之表，灸之能疏通太阳经气、散风寒、解表邪、宣肺平喘。主治咳嗽、气喘、咳痰、鼻塞、流涕、盗汗等。

风门穴属足太阳膀胱经，是督脉、足太阳经之会，运化膀胱经气血上达头部，是临床驱风最常用的穴位之一，搭配肺俞穴，主治发热、咳嗽、气喘等。

心俞穴是心的背俞穴，乃心脏之气输注于背部之处，可以散发心室之热，调节心经气血。

厥阴俞是心包之背俞穴，乃心血的气化之气输注于背部之处。心俞穴与厥阴俞联合使用，可以调心气、助心阳、化瘀血、通血脉，主治心痛、心悸、心烦、失眠、健忘、咳嗽、气喘、盗汗等。

膏肓穴是足太阳膀胱经的腧穴，膀胱经的气血物质输注于膀胱经之处。联合肺俞、风门穴同时施灸，主治咳嗽、气喘、盗汗、肺痨、健忘、不寐等。

身柱穴是督脉穴位，督脉气血在此处吸热后化为强劲饱满之状。本穴物质为神道穴传来的阳气，至本穴后，此气因受体内外传之热而进一步胀散，胀散之气充斥穴内并快速循督脉传送。身柱穴联合神道穴同时施灸，主治咳嗽、气喘、身热、头痛、心悸、怔忡、失眠、健忘、惊厥等。

四、穴区主治范围

心肺穴区的主治范围有肺部疾病和心脏疾病。

肺部疾病：临床上常见的肺部疾病症状有咳嗽、咳痰、气喘、咯血等。现代常用于治疗肺气肿、肺心病、呼吸衰竭、肺栓塞、肺炎、气管炎、哮喘等肺部及呼吸系统疾病。

心脏疾病：临床上常见的心脏疾病症状有心悸、气短、胸闷等。现代常用于治疗冠心病、心绞痛、风湿性心脏病等。

五、病种与操作规范

◐ 外感病

有邪在肺卫、湿邪困脾、肠道湿热、邪在少阳，以及肺热证、胆热证、胃热证、腑实证、膀胱热证等，均不外是由外邪袭表、外邪入里或外邪留恋引起相应脏腑功能失常所致的证候，具有季节性、发病急、病程短的特点。

感冒是感受触冒风邪或时行病毒，引起肺卫功能失调，出现鼻塞、流涕、打喷嚏、咳嗽、咳痰、头痛、恶寒、发热、全身不适等主要临床表现的一种外感疾病。感冒又有伤风、冒风、伤寒、冒寒、重伤风等名称。

【临床表现】

症状表现呈多样化，以鼻咽部痒、干燥、不适为早期症状，继则出现喷嚏、鼻塞、流鼻涕或疲乏、全身不适等症。

轻则上犯肺窍，症状不重，易于痊愈；重则高热、咳嗽、胸痛，呈现肺卫证候，病程较长。

【灸疗原则】

根据所感外邪寒、热、暑、湿的不同，分别选用辛温、辛凉、清暑、祛湿的治疗方法。

若因感受时行病毒而引发的感冒，解表达邪的同时还需清热解毒。

遇咳嗽气喘、痰多胸闷的感冒，患者应力主宣通肺气。肺主宣散，宣肺能协助解表，宣肺与解表相互联系又协同发挥作用。

身体虚弱的人感冒应先扶正祛邪，不可专事发散，以免过汗伤正。病邪累及胃肠者，还需照顾其兼症，辅以化湿、和胃、理气之法。

《医学入门》："虚者灸之，使火气以助元阳也；实者灸之，使实邪随火气而发散也；寒者灸之，使其气复温也；热者灸之，引郁热之气外发，火就燥之义也。"寒病得灸火而散，热病得灸火而解，虚病得灸火而壮，实病得灸火而消，痰病得灸火而化。

【穴区处方——主穴】

心肺穴区、中脘穴区。

【穴区处方——配穴】

风寒：大椎、列缺、内关、外关。

风热：合谷、曲池、尺泽。

暑湿：足三里、丰隆、阴陵泉、阳陵泉。

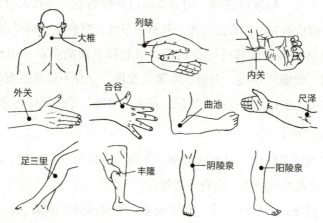

【灸疗疗程】

1次/天，一般3~7天即愈。症状甚者可酌情每天加灸2~3次。

【穴区灸法操作】

外感病以发汗解表为主，主穴区应重点施灸，透灸以汗大出为宜。灸前需多喝温开水，防止津液耗伤。

配穴定位准确，自觉热感透向深部，局部出现红晕并向四周扩散，灸至灸感消失。

背腹部40~50分钟/次，四肢部10~20分钟/次。

【生活调摄】

（1）适当做一些舒缓的运动，如慢跑、打太极拳等，适度的运动可以提高身体免疫力，有利于病情的恢复。

（2）注意休息，避免熬夜。

（3）饮食以素食清淡为宜，慎食油腻、辛辣、生冷、难消化之物。

（4）无汗者宜多喝热水、食热粥或覆被以发汗解表。

（5）卧室空气应流通，但不可直接吹风。

（6）注意防寒保暖。

哮喘

中医认为哮喘是哮症与喘症的合称，属两个疾病。

哮症是由于宿痰伏肺，遇诱因或感邪引触，以致痰阻气道，肺失肃降，痰气搏击，引发发作性痰鸣气喘，是一种常见的慢性呼吸系统疾病，一般以呼吸急促、喉间哮鸣、喘息不止、不能平卧为主要临床特征。

喘症症状轻重不一，是由外感或内伤而导致肺失宣降，以肺气上逆或气无所主，肾失摄纳致呼吸困难。症状重者稍微活动就会不停喘息，甚至张口抬肩，鼻翼扇动。严重者可由喘致脱，出现喘脱之危重症候。

【临床表现】

哮病的证候特征：痰气互结引起喉中哮鸣有声，呼吸急促困难，甚则喘息不能平卧等。哮病反复发作，正气必虚，故哮病缓解期多表现为肺、脾、肾皆虚的症状。

喘证的症状轻重不一，轻者仅表现为呼吸困难，不能平卧；重者稍动则喘息不已，甚则张口抬肩，鼻翼扇动；严重者，喘促持续不解，烦躁不安，面青唇紫，肢冷，汗出如珠，脉浮大无根，发为喘脱。西医学中的肺炎、慢

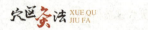

性阻塞性肺疾病、肺源性心脏病、心源性哮喘等属于本病范畴。

【辨证分型】

热哮：喉中痰鸣如吼，喘而气粗息涌，胸高胁胀，咳呛阵作，咯痰色黄或白、黏浊稠厚、排吐不利，口苦，口渴喜饮，汗出，面赤，或有身热，甚至有好发于夏季者，舌苔黄腻，质红，脉滑数或弦滑。

冷哮：喉中哮鸣如水鸡声，呼吸急促，喘憋气逆，胸膈满闷如塞，咳不甚，痰少咯吐不爽、色白而多泡沫，口不渴或渴喜热饮，形寒怕冷，天冷或受寒易发，面色青晦，舌苔白滑，脉弦紧或浮紧。

实喘：气粗、气急，且为发作性的，平常不喘，遇到过敏物品则会发作，舌苔腻或苔厚腻黄，脉弦或脉紧、或脉数。

虚喘：呼吸浅，舌苔薄白，舌质淡，舌尖红，脉沉。

【灸疗原则】

穴区灸法对缓解期和慢性持续期哮喘均有满意疗效。发作时治标、平时治本是本病的治疗原则。

喘病应按虚实论治。实喘在肺，治宜祛邪利气，应区别寒、热、痰、气的不同，分别配以温宣、清肃、祛痰、降气之法；虚喘在肺肾，以肾为主，治宜培补摄纳；虚实夹杂者，当分清主次，权衡标本，适当采用补肺、益肾、温阳、纳气、养阴、固脱等法。

【穴区处方——主穴】

心肺穴区、命门穴区。

【穴区处方——配穴】

冷哮：膻中穴区。

热哮：涌泉穴区。

实喘：中脘穴区、丰隆。

虚喘：中脘穴区、涌泉穴区。

【灸疗疗程】

1次/天，10次为1个疗程，疗程间休息2~5天，共2~3个疗程。

【穴区灸法操作】

主穴区透灸，热感透至深部，并扩散至整个背部、胸腹腔部，灸至热感消失。

配穴定位准确，自觉热感透向深部，局部红晕并向四周扩散，灸至灸感消失。

艾灸每周不少于5次，头颈部20~30分钟/次，腰腹部40~50分钟/次，四肢部10~20分钟/次。

【生活调摄】

（1）饮食宜清淡，忌油腻及辛辣食物，不要饮酒。
（2）有明确过敏史的病人应避免接触过敏原，必要时注意佩戴口罩。
（3）适当进行体育锻炼，增强机体调节能力。
（4）注意防寒保暖，适时增减衣物。

◯ 鼻渊

鼻渊多因伤风鼻塞反复发作或余邪未清引致，以浊涕、鼻塞、嗅觉减退甚至丧失为主要特征。受鼻窍及其邻近病灶影响、空气不洁或体质虚弱等均可导致本病发生，重者称为"脑漏""脑渗"。临床常依症状分为肺脾气虚型和气滞血瘀型。多与肺、胆、脾等脏腑有关。

【临床表现】

不同类型的病症，其临床表现也不尽相同，主要有鼻塞、打喷嚏、流鼻涕、鼻黏膜干燥或出血等，常伴嗅觉减退、鼻窦区疼痛、头痛，久则虚眩不已。

【灸疗原则】

肺经风热，邪壅鼻窍：因患鼻疾日久且治疗不彻底，或病后余热不清，肺经蕴热，若再复受风热或风寒之邪侵袭，则肺失宣发，邪热郁阻肺经，上蒸鼻窍而致鼻窍窒塞。治宜疏风清热，宣肺通窍。

脾经虚弱，邪滞鼻窍：肺和鼻窍通利则嗅觉灵敏，若肺气不足则易受邪毒侵袭，失去清肃功能，以致邪滞鼻窍；或饥饱劳倦损伤脾胃，以致失去升清降浊之职，湿浊滞留鼻窍。治宜补中益气。

胆腑郁热：胆为刚脏，内寄相火，其气通脑。若情志不畅，喜怒失节，胆失疏泄，气郁化火，循经上犯，移热于脑或邪热犯胆，胆经热盛，上蒸于脑，伤及鼻窦，燔灼肌膜，热炼津液而为涕，迫津下渗发为本病。治宜清热利胆。

《医醇賸义》："脑漏者，鼻如渊泉，涓涓流涕，致病有三：曰风也，火也，寒也。"明确了鼻渊的风、火、寒三因。

【穴区处方——主穴】

心肺穴区、风府穴区、中脘穴区。

【穴区处方——配穴】

普通鼻炎：风府穴区、印堂、迎香。
过敏性鼻炎：中脘穴区、印堂、迎香。

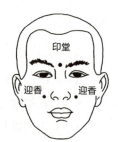

【灸疗疗程】

1次/天，10次为1个疗程，疗程间休息2~5天，共2~3个疗程。

【穴区灸法操作】

主穴区透灸，可觉热感透至胸腔并向颈项传导，灸至灸感消失。

配穴区温和灸，可觉热感透至深部，并扩散至整个背腹部，灸至灸感消失。

艾灸每周不少于5次，头颈部20~30分钟/次，背腹部40~50分钟/次，四肢部10~20分钟/次。

提示：鼻炎调理主要是为缓解症状，患者需增强体质，提升免疫力，艾灸加有氧运动必须要坚持三个月以上。

【生活调摄】

（1）做鼻保健操，改掉挖鼻的不良习惯，保持鼻腔内卫生清洁。

（2）减少冷空气、过敏原对鼻黏膜的刺激，适当时应注意佩戴口罩。

（3）保持工作及生活环境干净整洁，避免接触灰尘、化学气体。

（4）鼻炎术后避免游泳呛水而导致二次感染。

（5）适当参加体育锻炼，增强体质，提高身体免疫力。

（6）注意保暖，保持轻松、愉快的心情。

附：心肺穴区验案分享

病例1 王某，男，8岁，江苏省连云港市灌南县人。

主　　诉：发热高达40℃，喘咳1天余。

现 病 史：因感受风寒出现发热症状且热势较盛，最高达40℃，喘咳严重，四肢冰凉，面红赤，一吃药便呕吐。

诊　　断：感冒，风寒袭表，入里化热。

治疗原则：祛风，散寒，解表。

选择穴区：心肺穴区、大椎穴区、命门穴区。

调理过程：儿童灸量应适当减少。早上扶阳透灸心肺穴区20分钟，患儿出了很多汗，体温慢慢下降，补充温开水后，患儿状态逐渐好转。下午五六点钟，患儿再次出现发热症状，体温达39℃，再次扶阳透灸大椎穴区30分钟，患儿说太热，遂改灸命门穴区30分钟，随后又灸了大椎穴区20分钟，随着汗出，发热症状慢慢减退，再次补充大量温开水后回家休息。晚上九点钟对其进行回访，家长诉患儿未再发热。第二天早上家长反馈患儿症状已完全消除。

病例2 刘某，女，57岁，黑龙江省牡丹江市爱民区人。

主　　诉：患哮喘20余年，冠心病10余年。

现 病 史：患者呼吸急促喘息，说话时喘息加重，咳痰不利，脉象结代，舌质紫暗。患者活动后易诱发哮喘、心律失常甚至晕厥。每逢秋冬季节，症状时常加重，以致不能出门，每年因病需住院2~3次，虽经多方治疗，但效果不佳，时好时坏。

诊　　断：哮喘，肺气亏虚。

治疗原则：益肺散寒。

选择穴区：心肺穴区、膻中穴区，配伍关元穴、足三里穴。

调理过程：首次治疗当晚，患者便有痰咳出，自感气道通畅。治疗5次后，患者精力充沛，可适当进行晨练。治疗20次后，患者喘息、心慌的症状明显减轻。又治疗15次后，患者可以徒步行走两公里。共治疗40次，患者基本恢复正常生活，生活质量明显提高。

病例3 宋某，女，22岁，吉林省长春市双阳区人。

主　　诉：鼻塞伴嗅觉减退，鼻流浊涕，头痛。

现 病 史：四年前，患者被西医诊断为过敏性鼻炎。此次鼻塞加重近10天，流黄色浓稠鼻涕，嗅觉减退，严重时伴有头痛。

诊　　断：鼻渊，风热袭肺。

治疗原则：益肺散热。

选择穴区：风府穴区、心肺穴区。

调理过程：灸后当天，患者自诉鼻塞感减轻，嗅觉较之前灵敏，但流鼻涕的量有所增多，后与患者沟通，告知其鼻涕量增多为灸后的排邪变化。持续施灸一个疗程，共30次，患者反馈没有鼻塞感且嗅觉恢复，不再头痛、流鼻涕。嘱其注意避免受外邪及过敏性因素侵袭。

膻中穴区

一、穴区整体描述

以膻中穴为核心穴位，同时辐射具有主治一致性的临近穴位，形成协同增效的多穴位立体面作用区，叫膻中穴区。

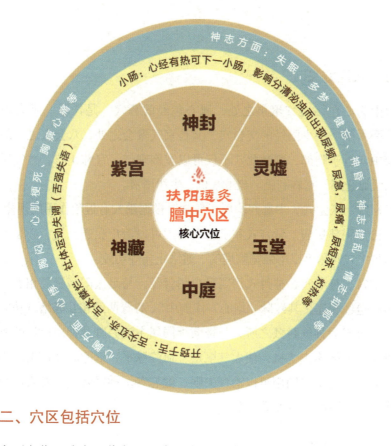

二、穴区包括穴位

主要穴位：膻中、紫宫、玉堂、中庭、神藏、灵墟、神封。

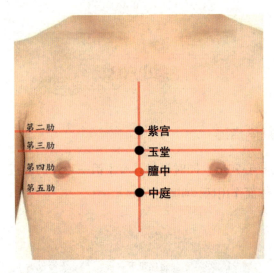

三、穴区方义

膻中为心包络经气聚集之处，属心包经的募穴，是任脉、足太阴、足少阴、手太阳、手少阳经的交会穴，又是宗气聚会之处，八会穴之一的气会穴。膻中穴近于胸部，刺激此穴不仅可以宽胸理气、宣肺止咳、益气通脉，还可以活血止痛、宽胸利膈、疏通气机、生津增液。

紫宫穴、玉堂穴、中庭穴均属于任脉，根据腧穴有近治作用的规律，三穴均可治疗胸部疾病。紫宫穴和玉堂穴同用可以治疗呃逆上气、心烦等。中庭穴和膻中穴同用可以增强宽胸理气、通络止痛等功效。

灵墟穴、神藏穴、神封穴均属足少阴肾经，与足太阳膀胱经相表里，与手厥阴心包经相连，其经脉"络心，注胸中"，心肾两经相互联络，功能上相互影响。神封为神气封藏之所，与神藏等同属主治心脏及神志疾病的要穴。施灸刺激可调畅胸中气机，使大气顺定，血静脉平，消除心脉瘀阻之心悸症状。灵墟穴和神藏穴同用可以治疗失眠、健忘等。神藏穴和玉堂穴同用可以治疗胸痹、冠心病、心肌梗死等。

四、穴区主治范围

心胸方面：心悸、胸闷、心肌梗死、胸痹心痛等。

神志方面：失眠、多梦、健忘、神昏、神智错乱、情志抑郁等。

呼吸系统方面：咳嗽、肺痈、哮喘、咯血、呼吸困难等常见肺部疾病。

乳腺方面：乳痈、乳房胀痛、乳房肿块、乳头内陷、乳汁不行、乳汁自出、乳腺结节、乳腺增生等。

五、病种与操作规范

◉ 乳癖

乳癖是以乳房有形状大小不一的肿块、伴疼痛，且与月经周期相关为主要表现的乳腺组织的良性增生性疾病。多因情志内伤、肝郁痰凝、痰瘀互结所致，或因肝肾不足、冲任失调、痰湿内结所致。

肝郁痰凝多见于青壮年妇女，肝气不舒，肝气横逆犯胃，脾失健运，痰浊内生。乳房胀痛或刺痛，乳房肿块随喜怒消长。伴有心烦易怒、失寐多梦、情绪急躁、胸闷气短、舌苔薄白、脉象弦滑等。

冲任不调常见于中年以上妇女，伴有月经不调、腰酸乏力、经水少而色淡或闭经、舌苔白质淡红、脉弦细或沉细等。

乳癖是中青年妇女的常见病和多发病，病程较长，少数病例可发生癌变。保持心情舒畅，防治月经不调是预防此病发生的重要措施。

【临床表现】

卵圆形肿块，表面光滑，推之可移动，多为单发，好发于年轻妇女，相当于西医的乳房纤维腺瘤。

扁平形肿块，肿块与乳腺组织黏合在一起，边界不清楚，肿痛常随月经期和情绪变化增减。多发于三四十岁的中年妇女，相当于西医的乳腺增生。

【灸疗原则】

《张聿青医案》："乳尖属肝，乳房属胃，气滞胃络，乳中结核。"《灵枢·刺节真邪》："脉中之血，凝而留止，弗之火调，弗能取之。"艾灸能使气机通调，营卫和畅，故瘀结自散。气为血之帅，血随气行，气得温则行，气行则血行。

肝郁痰凝者宜疏肝解郁、化痰散结；冲任不调者宜调理冲任、温化痰湿。

【穴区处方——主穴】

肝脾穴区、膻中穴区。

【穴区处方——配穴】

肝郁痰凝：期门、丰隆、太冲。

冲任不调：关元穴区、公孙、列缺。

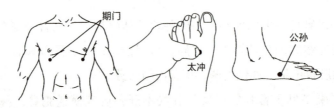

【灸疗疗程】

1次/天，10次为1个疗程，疗程间休息2~5天，共3~6个疗程。

【穴区灸法操作】

主穴区透灸，可觉热感透至胸腹及腰背部，灸至灸感消失。

配穴区可觉热感透至深部，或扩散至整个胸腹部、腰背部、下肢及脚部。艾灸每周不少于5次，背腹部30~40分钟/次，四肢部10~20分钟/次。

【生活调摄】

（1）保持心情愉悦，避免情绪激动。

（2）注意乳房护理，每天使用温水清洗乳房，保持乳房清洁卫生，以免导致感染。另外，患者还可以用热毛巾热敷乳房，有助于促进乳房血液循环，缓解疼痛症状。

（3）适量进行慢跑、游泳等运动，促进体内血液循环，增强体质。

（4）生活有节，寒温适宜，防治月经不调。

缺乳

哺乳期间产妇乳汁甚少或全无称为缺乳，亦称乳汁不行、乳汁不足，是不能满足婴幼儿喂养需求的产后常见病。产妇身体虚弱、营养不良、休息不好，存在抑郁、焦虑的情绪压力等均会造成乳汁不足的情况。缺乳通常不会对产妇自身健康造成不良影响，但如果乳汁分泌量突然严重不足或伴随乳房红、肿、热、痛等其他症状，建议及时就医，及时治疗。

【临床表现】

缺乳有虚实两端，一般乳房柔软、乳汁清稀者，多为虚证；乳房胀硬而痛，乳汁浓稠者，多为实证。

虚者，产后乳汁甚少或全无，乳汁清稀，乳房柔软无胀满感，神倦食少，面色无华，舌淡苔少，脉细弱。

实者，产后乳汁涩少、浓稠，或乳汁不下，乳房胀硬疼痛，情志抑郁，胸胁胀闷，食欲不振，或身有微热，舌质正常，苔薄黄，脉弦细或弦数。

【灸疗原则】

气血虚弱：治宜补气养血，佐以通乳。

肝气郁滞：治宜疏肝解郁，活络通乳。

【穴区处方——主穴】

肝脾穴区、膻中穴区。

【穴区处方——配穴】

气血虚弱：中脘穴区、足三里、少泽。

肝气郁滞：三阴交、太冲。

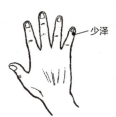

【灸疗疗程】

每日1次，10次为1个疗程，疗程间休息2~5天，至少2~3个疗程。

【穴区灸法操作】

主穴区透灸，可觉热感透至胸腹及腰背部，灸至灸感消失。

配穴区可觉热感透至深部，或扩散至整个胸腹部、腰背部、下肢部及脚部。

艾灸每周不少于5次，背腹部30~40分钟/次，四肢部10~20分钟/次。

【生活调摄】

（1）注意心理调节，保持心情愉悦，避免情绪激动、精神过度紧张等。

（2）生活有节，注意休息，避免过度劳累，避免熬夜。

（3）避免小儿哭泣时哺乳，防止气滞积乳。

（4）可以多吃一些富含蛋白质的食物，如鸡蛋、牛奶、瘦肉等；还可以多喝一些汤水，如鲫鱼汤、骨头汤等，不仅可以补充身体所需要的营养，还可以促进乳汁分泌，使症状得到改善。

（5）避免食用寒凉、辛辣刺激的食物，如冰激淋、辣椒、花椒等。

附：膻中穴区验案分享

病例1 张某，女，47岁，山东省潍坊市奎文区人。

主　　诉：乳房肿块5年余。

现 病 史：5年前，患者无意间发现自己乳房上长有一个硬疙瘩，按之有疼痛感，医院检查结果显示：乳腺增生，乳房肿块2cm左右。患者曾接受过几次保守治疗方案，但肿块没有明显变化。现患者体质差，气色不佳，急躁易怒，面部下垂严重，不能剧烈活动，动则气喘。

诊　　断：乳房癥瘕，肝郁气滞型。

治疗原则：消癥散结，疏肝理气。

选择穴区：肝脾穴区、膻中穴区。

调理过程：患者按疗程施灸7次后，乳房肿块逐渐变小、变软。施灸30次后，乳房肿块完全消失，患者体质增强，气色红润且皮肤紧致，精神状态明显好转。后为巩固疗效，继续施保健灸。

病例2 江某，女，32岁，河北省唐山市丰南区人

主　　诉：右侧乳房疼痛半月余。

现 病 史：患者近半个月自觉右侧乳房疼痛，触诊有3cm大小的囊性肿块，医院检查结果显示为乳房纤维腺瘤，舌质紫暗有瘀斑。

诊　　断：乳房癥瘕，气血瘀滞型。

治疗原则：消癥化瘀，行气活血。

选择穴区：肝脾穴区、膻中穴区，配伍太冲穴。

调理过程：刚开始给予患者活血化瘀的药物口服，同时配以中药外敷，半个月后疼痛缓解，但肿块没有明显变化。取肝脾穴区、膻中穴区，配伍太

冲穴对患者进行扶阳透灸。第1次施灸时，患者疼痛难忍。第3次灸完，疼痛感减轻。施灸7次后，疼痛感明显缓解。施灸14次后，乳房肿块减小近一半。此后又持续施灸10次，触诊肿块消失，疼痛感消失。为巩固疗效，后期施保健灸。

病例3 张某，女，29岁，河南省郑州市金水区人。

主　　诉：产后15天，乳汁不足。

现 病 史：患者于2017年12月顺产一女婴，纯母乳喂养。患者双乳柔软、色可、无压痛，未触及肿块，但乳汁稀少，常伴腰部酸痛、乏力，偶感心悸、恶心，恶露量少、色淡，纳差，眠尚可，二便调，舌淡红、苔薄白，脉细弱。

诊　　断：缺乳，气血虚弱型。

治疗原则：补气养血，佐以通乳。

选择穴区：肝脾穴区、膻中穴区。

调理过程：第1次灸完，乏力症状好转。连灸3次后，乳汁量增多。又连续施灸3次，全身各症状明显改善。

肝脾（中焦）穴区

一、穴区整体描述

以肝俞、脾俞为核心穴位，同时辐射具有主治一致性的临近穴位形成协同增效的多穴位立体面作用区，叫肝脾穴区。

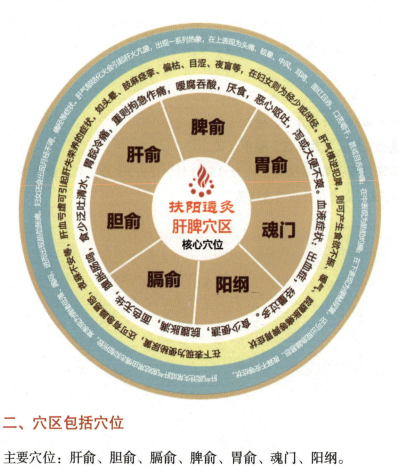

二、穴区包括穴位

主要穴位：肝俞、胆俞、膈俞、脾俞、胃俞、魂门、阳纲。

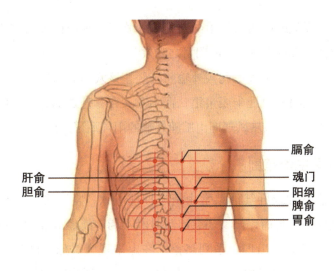

三、穴区方义

此穴区的所有穴位均在膀胱经上,肝俞穴是肝的背俞穴,为肝脏之经气输注于后背膀胱经之处。刺激肝俞穴具有泄肝火、柔肝阴、补肝血、消肿止痛、清肝明目的功效。胆俞穴是胆的背俞穴,为胆腑的阳热风气外输于膀胱经之处,刺激胆俞穴可以疏肝利胆、和胃降逆、养阴清热。肝胆相表里,肝俞和胆俞配合使用,可有效治疗多种肝胆疾病。

脾俞穴是脾的背俞穴,为脾脏之经气外输于后背膀胱经之处,刺激脾俞穴具有和胃健脾、升清利湿的功效,是治疗和调节脾脏疾病最重要的保健穴之一。胃俞穴是胃的背俞穴,为胃腑的湿热之气外输于后背膀胱经之处,刺激胃俞穴具有化湿气、消滞、理气、和胃的功效。故脾俞和胃俞同用可以治疗多种与脾胃相关的疾病。

脾胃与肝胆在生理病理上息息相关,因此,在临床上,经常可以观察到脾胃与肝胆健则同健、损则俱损的情况。结合古今医家的有关认识和经验,脾胃和肝胆同治,效果更佳。

膈俞穴是八会穴之血会,可以治疗与血相关的诸多疾病,多与补气和行气之腧穴配伍。气和血有着密切的关系,气为血帅,血为气之母,二者相互依存、相互为用。血来源于水谷之精微,生化于脾,故膈俞配脾俞,可补脾益气、补血摄血;肝主藏血,故配肝俞,可补养肝血。

魂门穴，肝脏的阳热风气由此穴外输膀胱经，配伍肝俞穴有泄肝火、柔肝阴、补肝血、消肿止痛、清肝明目之功效。

阳纲穴，胆腑的阳气由此穴外输膀胱经，该穴与胆俞穴相对，气血物质皆来自胆腑，胆腑气血处半表半里，而本穴又在背外之侧，穴内物质为胆腑外输的阳热风气，此阳热风气即由脏腑外输的阳气汇聚而成。

四、穴区主治范围

肝气疏泄失常或肝气郁结常由情志抑郁所致，常表现为情绪低落、胸闷，进而出现胁肋胀痛，妇女还会出现月经不调、痛经等症状。肝气郁结化火会引起肝火亢盛，出现一系列热象，在上表现为头痛、眩晕、中风、耳鸣、面红目赤、口苦咽干甚或目赤肿痛；在中表现为胁肋灼痛；在下表现为便秘尿黄，还可出现急躁易怒、夜寐不安等表现。肝血亏虚可引起肝失荣养，出现头晕、肢麻痉挛、目涩、夜盲等症状，妇女还会引起经少或闭经。

肝气横逆犯脾可导致食少便溏、脘腹胀满、腹胀肠鸣、时少泛吐清水、胃脘冷痛，重则出现拘急作痛、嗳腐吞酸、厌食、恶心呕吐、泄泻或大便不爽等脾胃病症。

五、病种与操作规范

▶ 胸胁胀痛

胁，指侧胸部，为腋以下至第十二肋骨部位的统称。胸胁胀痛是以胁肋部疼痛为主要表现的一种病症。有情志不舒、饮食不节、久病耗伤、劳倦过度或外感湿热等病因，胁痛的基本病机为气滞、血瘀、湿热蕴结致肝胆疏泄不利，不通则痛；或肝阴不足，络脉失养，不荣则痛。

胁痛主要责之于肝胆。因为肝位居于胁下，其经脉循行两胁，胆附于肝，与肝相表里，其脉亦循于两胁，且与脾、胃、肾相关。本病病机较为复杂，既可由实转虚，又可由虚转实，成虚实并见之证；既可气滞及血，又可血瘀阻气，以致气血同病。

胁痛是肝胆疾病中的常见之症，可与西医多种疾病相联系，如急慢性肝炎、肝硬化、肝寄生虫病、肝癌、急慢性胆囊炎、胆石症、慢性胰腺炎、胁肋外伤以及肋间神经痛等。

【临床表现】

肝气郁结：胸胁或少腹胀闷窜痛，善太息，得嗳气则舒。或见梅核气，或见瘿瘤。妇女可见乳房胀痛、月经不调。

瘀血阻络：胁肋刺痛且痛处固定而拒按，胁下积块，面色晦暗，或头颈胸臂等处可见红点赤缕，舌质紫暗或有瘀斑，脉涩。

肝胆湿热：胁肋胀痛灼热，脘腹胀满，厌食油腻或进食油腻食物后病情加重，口苦泛恶，大便溏垢，小便短赤，或有黄疸，舌红苔黄腻，脉弦滑数。

肝阴不足：胁肋隐痛或有灼热感，劳累则加重。头晕耳鸣，两目干涩，口干咽燥，五心烦热，舌红少津，脉弦细数。

【灸疗原则】

肝气郁结者，多气滞，多郁火，多血瘀，治宜疏肝理气，清肝泻火。

瘀血阻络者，治宜活血化瘀，理气通络。

肝胆湿热者，多胆郁，多结石，治宜疏肝利胆，清热利湿。

肝阴不足者，常兼血虚，治宜补养气血，滋阴柔肝。

艾灸疗法具有活血化瘀、温阳补气之功用，艾灸侠溪、魂门等穴有清泄肝胆实火、疏散少阳风热、清头目利官窍、消肿止痛等功效。

【穴区处方——主穴】

肝脾穴区、阿是穴区。

【穴区处方——配穴】

肝气郁结：期门、太冲、阳陵泉。

瘀血阻络：血海、三阴交。

肝胆湿热：阳陵泉、涌泉穴区。

肝阴不足：中封、三阴交。

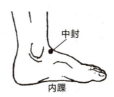

【灸疗疗程】

1次/天，10次为1个疗程，疗程间休息2~5天，至少2~5个疗程。

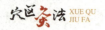

【穴区灸法操作】

主穴区透灸，可觉热感透至腰背部及下肢和双脚，灸至灸感消失。

局部配穴可觉热感透至深部或扩散至整个腰腹部及下肢和脚部，灸至灸感消失。

每周不少于5次，躯体部30~40分钟/次，四肢部10~20分钟/次。

【辅助疗法】

搓两胁：双手从上往下沿胸胁部做揉搓动作，有助于疏肝解郁。

心理沟通：与患者进行语言沟通，帮助患者缓解不良情绪。

【生活调摄】

（1）保持精神愉快、情绪稳定对预防与改善胁痛有重要作用。

（2）注意休息，劳逸结合。

（3）预防肥胖，过度肥胖会使胸部压力增大。

（4）多食蔬果、瘦肉等清淡而富有营养的食物，避免过多盐分的摄入。

（5）忌酒，忌辛辣肥甘及生冷不洁之品。

瘿瘤

瘿瘤是由情志内伤、饮食或水土失宜，导致气滞、痰凝、血瘀而引起以颈前喉结两旁出现结节肿块为主要临床特征的一类疾病。《诸病源候论·瘿候》："瘿者，由忧恚气结所生。"《严式济生方》："夫瘿瘤者，多由喜怒不节，忧思过度，而成斯疾焉。大抵人之气血，循环一身，常欲无滞留之患，调摄失宜，气凝血滞，为瘿为瘤。"

【临床表现】

瘿瘤发病多缘于郁怒伤肝，肝失疏泄，气机不畅。肝失疏泄一则可致气机郁滞，血行不畅；二则可化火生热伤阴；三则可横逆犯脾致湿生痰，终致痰、热、瘀互结为患。结于颈前则为颈部肿大（甲状腺肿大）；内扰心神则为心悸易怒、怕热多汗；上犯肝窍则见突眼之症；热扰中焦则消谷善饥、壮火食气、肌肤失养则形体消瘦；火热伤阴、筋脉失养则见肢舌颤抖。

本病还可因饮食不节而致，如恣食肥甘，损伤中焦，运化失职，聚湿生痰为患，其症以身倦乏力、精神不振、形体消瘦、苔白厚腻为主。

【灸疗原则】

气郁痰阻：治宜疏肝解郁，软坚散结。
痰结血瘀：治宜活血化瘀，理气化痰。
肝火亢盛：治宜清肝泻火，养阴生津。
肝脾阴虚：治宜理气健脾，滋补肝肾。

【穴区处方——主穴】

肝脾穴区、阿是穴区。

【穴区处方——配穴】

气郁痰阻：丰隆、太冲。
痰结血瘀：中脘穴区、血海、丰隆。
肝火亢盛：涌泉穴区、太冲、行间。
肝脾阴虚：涌泉穴区。

【灸疗疗程】

1次/天，10次为1个疗程，疗程间休息2~5天，至少3~6个疗程。

【穴区灸法操作】

主穴区透灸，可觉热感透至头颈部、腰腹部及脚部，灸至灸感消失。

配穴区可觉热感灸至深部，扩散至整个胸腹部、腰背部及下肢部。

艾灸每周不少于5次，头部20~30分钟/次，背腹部30~40分钟/次，四肢部10~20分钟/次。

【生活调摄】

（1）保持心情舒畅、心态平和，树立战胜疾病的坚定信心。

（2）适当运动，增强机体抵抗力。

（3）避免受风寒，感受风寒易导致抵抗力下降而诱发本病。

（4）饮食应清淡而富有营养，宜多吃蔬菜、水果及富含氨基酸、维生素、蛋白质且易消化的滋补食品；少吃含防腐剂、添加剂、食用色素等食品；忌食过酸过辣、烟酒等刺激物。

附：肝脾穴区验案分享

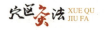 张某，女，62岁，上海市徐汇区人。

主　　诉： 情绪不稳定，每情绪激动时颈部有憋闷感，咽痒且咽部有痰，大便溏薄。

现 病 史： 甲状腺彩超影像显示：患者甲状腺右叶多发性结节，最大者达12mm×8mm×9mm；甲状腺左叶单发性结节。甲功五项结果显示：患者甲状腺过氧化物酶抗体增高。

诊　　断： 瘿病，肝郁气滞型。

治疗原则： 消瘿散结，疏肝理气。

选择穴区： 肝脾穴区、阿是穴区。

调理过程： 连续施灸一周，患者情绪好转，大便恢复正常。又施灸15次，去医院复查，检查结果显示患者各项指标均有好转。后期施保健灸。

中脘穴区

一、穴区整体描述

以中脘穴为核心穴位，同时辐射具有主治一致性的临近穴位形成协同增效的多穴位立体面作用区，叫中脘穴区。

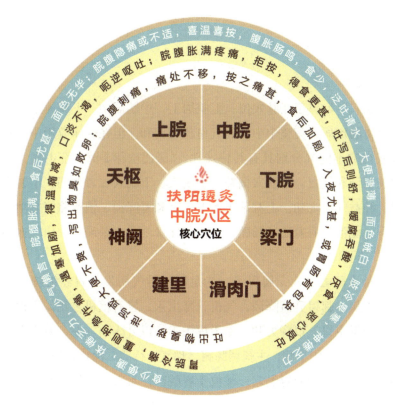

二、穴区包括穴位

主要穴位：上脘、中脘、下脘、天枢、梁门、滑肉门、神阙、建里。

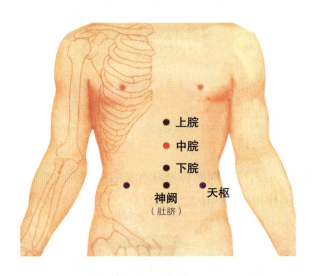

三、穴区方义

"三脘穴"均属于任脉穴位，上脘居上，中脘居中，下脘居下，三穴都可以治疗胃肠疾病，使整个中焦的气血疏理调和。但在临床应用中，三者因部位及穴性的不同又分别具有其特殊性，《医门法律》谓上脘主气，下脘主血，中脘主调和气血。中脘穴偏补，上脘穴、下脘穴二者偏泻。中脘穴有健脾和胃、补益气血之功。上脘偏于治上，有和胃降逆、消食除胀之功。下脘偏于治下，能治胃病兼通条肠腑，有消谷化食之功。要调节中焦气血问题需"三脘穴"同取。

天枢是大肠之募穴，属胃经，为足阳明脉气所发。胃经络脾，交通阴阳，通于中焦，脾胃升清降浊，气机升降出入，皆有枢机之意。天枢穴本于脾胃，右天枢主胃，以降为和；左天枢主脾，以升为用。左、右天枢各为所主，枢机始动，阴阳平和，主疏调肠腑、理气、行滞、消食，是腹部要穴。

梁门既属于足阳明胃经穴，又位于胃脘部，具有调中气、和肠胃、化积滞之功效。配合中脘穴可以治疗胃痛、呕吐、食欲不振、腹胀、泄泻。

滑肉门属足阳明胃经经脉。滑，即滑利；肉，指肌肉。本穴内应腹膜油脂，外有松皮软肉，又与胃肠口门接近，联合中脘穴使用，可增强通经气、调气血、理脾胃的功效，使阴阳归于相对平衡，达到治病的目的。

神阙穴是先天之本源，生命之根蒂，居于任脉。任脉为阴脉之海，与督脉相表里，二者皆经过脐。脐为冲脉循行之所，冲脉又为十二经脉之海，故冲、任、督三脉"一源而三歧"，皆交汇于脐，故脐为经络之总枢，经气之汇海。加之奇经八脉纵横上下，沟通内外，所以脐与百脉相通，内联五脏六腑，外达四肢百骸。刺激神阙穴可以温补脾肾、调理脾胃、理肠止泻、宁心安神、交通心肾、温经通络、祛风除湿、调和气血、调补冲任。

建，建设也，与"健"相通；里，与表相对，于此指肚腹内部。建里穴可以补人体内部中焦之气，是补中之要穴。具有温中补虚、健脾理气、升清降浊、和胃消积的作用。配伍上脘穴、天枢穴，可以治疗腹胀、消化不良；配伍中脘穴有行气散结、除湿化滞的作用。主治霍乱肠鸣、腹痛胀满、呕恶上逆。

四、穴区主治范围

食少便溏，体倦乏力，少气懒言。脘腹胀满，食后尤甚，面色无华。脘腹隐痛或不适，喜温喜按。

腹胀肠鸣，时少泛吐清水，大便溏薄，面色㿠白，畏寒肢冷，神倦乏力。

胃脘冷痛，重则拘急作痛，遇寒加剧，得温则减，口淡不渴，呃逆呕吐，疼痛拒按，得食更甚，吐泄后则舒。

嗳腐吞酸，厌食，恶心呕吐，吐出物臭秽。

泄泻或大便不爽，泄出物臭如败卵。

脘腹刺痛，痛处不移，按之痛甚，食后加剧，入夜尤甚，或胃肠有包块。

五、病种与操作规范

◐ 胃痛

胃痛，又称胃脘痛。本病病因多单一，主要由外感寒邪、饮食失节、情志不遂、脾胃虚弱等导致胃气阻滞、胃络瘀阻、胃失所养，是以上腹胃脘部疼痛为主症的一种病症。病初常见寒邪客胃、饮食停滞、肝气犯胃、肝胃郁热、脾胃湿热等证候，表现为实证。久则可由实转虚，如寒邪日久损伤脾阳，热邪日久耗伤胃阴，遂见脾胃虚寒、胃阴不足等证候，则属虚证。因实致虚，或因虚致实，皆可形成虚实并见之证，如胃热兼有阴虚，脾胃阳虚兼

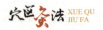

见内寒，以及兼夹瘀、食、气滞、痰饮等。本病的病位在胃，与肝脾关系密切，也与胆肾有关。

【临床表现】

以实证和虚证分之。寒邪客胃、饮食停滞、肝气犯胃、肝胃郁热、脾胃湿热等，属实证；久则常由实转虚，而见脾胃虚寒、胃阴不足等，属虚证。

胃痛属实者，病程较短，痛处拒按喜凉，饥时则病缓，纳食则痛加，舌紫暗苔厚腻；胃痛属虚者，病程较长，痛处喜按喜温，饥时则痛甚，纳食后则痛减，舌红苔白或少津。

【灸疗原则】

属实者，治以祛邪为主，根据寒凝、食停、气滞、郁热、血瘀、湿热之不同，分别选用温胃散寒、消食导滞、疏肝理气、泄热和胃、活血化瘀、清热化湿之法。

属虚者，治以扶正为主，根据虚寒、阴虚之异，分别选用温中益气、益胃养阴之法。

《医学正传》："古方九种心痛，详其所由，皆在胃脘，而实不在于心。"《证治准绳·心痛胃脘痛》："然胃脘逼近于心，移其邪上攻于心，为心痛者亦多。"治疗胃痛以理气和止痛为基本原则。艾灸使腧穴温热，疏通气机，恢复胃腑和顺通降之性，通则不痛。

【穴区处方——主穴】

中脘穴区、肝脾穴区。

【穴区处方——配穴】

虚寒：命门穴区。
实热：足三里、涌泉穴区。

【灸疗疗程】

1次/天，10次为1个疗程，疗程间休息2~5天，至少2~5个疗程。

【穴区灸法操作】

主穴区透灸，可觉热感透至胸腔并向胸腹部、腰背部及下肢传导，灸至灸感消失。

局部配穴可觉热感透至深部或扩散至整个腰腹部、下肢到脚部，灸至灸感消失。

艾灸每周不少于5次，躯体部30~40分钟/次，四肢部10~20分钟/次。

【生活调摄】

（1）消除精神压力和心理障碍，在日常生活中，可以寻找一些适合自己的减压方法，如跑步、听音乐和朋友聊天等。

（2）调整饮食，宜少食多餐。出现胃痛时应该注意食用易消化的食物，避免进食辛辣以及刺激性食物，如生姜、酒、辣椒等。

（3）注意保持规律的作息习惯，病情较重时需充分休息。

（4）避免熬夜，同时注意保暖，以免着凉引起胃痛。

⭕ 腹痛

腹痛是指胃脘以下、耻骨毛际以上部位发生疼痛为主要表现的一种脾胃肠病证。脐腹痛、小腹痛、少腹痛、环脐而痛、绕脐痛等均属本病范畴。西医常见疾病有急慢性胰腺炎、胃肠痉挛、不完全性肠梗阻、结核性腹膜炎、腹型过敏性紫癜、肠易激综合征、消化不良性腹痛等。

腹内有肝、胆、脾、肾、大肠、小肠、膀胱等诸多脏腑，并是足三阴、足少阳、手阳明、足阳明、冲、任、带等诸多经脉循行之处，因此，腹痛的部位在腹部，然病位或在脾在肠、或在气在血、或在经在脉，所在不一，需视具体病情而定。本病的基本病机多与脏腑气机不利、经脉气血阻滞、脏腑经络失养有关，不通则痛。大腹疼痛多为脾胃及大小肠受病，胁腹、少腹疼痛多为厥阴肝经及大肠受病，小腹疼痛多为肾、膀胱病变，绕脐疼痛多属虫病。

【临床表现】

辨痛势：

疼痛暴作，痛无间断，肠鸣切痛，遇冷痛剧，得热则痛减者，为寒痛。

腹痛灼热，时轻时重，腹胀便秘，得凉痛减者，为热痛。

痛势绵绵，喜揉喜按，时缓时急，痛而无形，饥则痛增，得食则痛减者，为虚痛。

痛势急剧，痛时拒按，痛而有形，疼痛持续不减，得食则甚者，为实痛。

腹痛胀满，时轻时重，痛处不定，攻撑作痛，得嗳气、矢气则胀痛减轻者，为气滞痛。

腹部刺痛，痛无休止，痛处不移，痛处拒按，入夜尤甚者，为血瘀痛。

辨急缓：

突然发病，腹痛较剧，伴随症状明显，因外邪入侵、饮食所伤而致者，属急性腹痛。

发病缓慢，病程迁延，痛势不甚，多由内伤情志、脏腑虚弱、气血不足所致者，属慢性腹痛。

【灸疗原则】

腹痛的治疗以"通"为大法，进行辨证论治，实则泻之，虚则补之，热则寒之，寒则热之，滞则通之，瘀则散之。

寒邪内阻：剧烈拘急，得温痛减，恶寒身蜷，苔薄白，脉沉紧。治宜温里散寒，理气止痛。

饮食停滞：伤食脘腹胀痛，嗳腐吞酸厌食，泻后痛减，粪便奇臭，苔厚腻，脉滑。治宜消食导滞。

气机郁滞：痛引两胁，攻窜不定，得嗳气则舒，遇忧思怒则剧，苔薄白，脉弦。治宜疏肝解郁，理气止痛。

阳虚脏寒：腹痛绵绵，时作时止，痛时喜按，喜热恶冷，得温则舒，饥饿劳累后加重，得食或休息后减轻，神疲乏力，气短懒言，形寒肢冷，胃纳不佳，大便溏薄，面色不华，舌质淡，苔薄白，脉沉细。治宜温中补虚，缓急止痛。

《医学真传·腹痛》："夫通则不痛，理也。但通之之法各有不同，调气以和血，调血以和气，通也，下逆者使之上行，中结者使之旁达，亦通也；虚者助之使通，寒者温之使通，无非通之之法也。若必以下泄为通，则妄矣。"

【穴区处方——主穴】

中脘穴区、关元穴区。

【穴区处方——配穴】

寒邪内阻：足三里。

饮食停滞：足三里。

气机郁滞：肝脾穴区、合谷、太冲。

阳虚脏寒：命门穴区。

【灸疗疗程】

1次/天，10次为1个疗程，疗程间休息2~5天，至少3~6个疗程。

【穴区灸法操作】

主穴区透灸，可觉热感透至胸腔并向胸腹部、腰背部及下肢传导，灸至灸感消失。

局部配穴可觉热感透至深部或扩散至整个腰腹部、下肢到脚部，灸至灸感消失。

艾灸每周不少于5次，躯体部30~40分钟/次，四肢部10~20分钟/次。

【生活调摄】

（1）腹痛的预防与调摄要点在于节饮食、适寒温、调情志。

（2）寒痛者要注意保温，虚痛者宜进食易消化的食物；热痛者忌食肥甘厚味及醇酒辛辣，食积者要注意节制饮食，气滞者要保持心情舒畅。

⟳ 呕吐

呕吐是以饮食、痰涎等胃内之物从胃中上涌并自口而出为临床特征的一种病症。对呕吐的释义前人有两说：一说认为，有物有声谓之呕，有物无声谓之吐，无物有声谓之干呕；另一说认为，呕以声响名，吐以吐物言，有声无物曰呕，有物无声曰吐，有声有物曰呕吐。呕与吐常同时发生，很难截然分开，故近世多并称为呕吐。本病多偶然发生，也有反复发作者，常伴有恶心厌食、胸脘痞闷不舒、吞酸嘈杂等症。

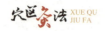

呕吐常有诱因，如饮食不节、情志不遂、寒暖失宜或闻及不良气味等皆可诱发呕吐或使呕吐加重。呕吐的临床表现不尽一致，常有恶心之先兆，其作或有声而无物吐出，或吐物而无声，或吐物伴有声音；或食后即吐，或良久复出；或呕而无力，或呕吐如喷；或呕吐新入之食，或呕吐不消化之宿食，或呕吐涎沫，或呕吐黄绿苦水；呕吐之物有多有少。

呕吐的病因是多方面的且常相互影响，兼杂致病。呕吐的病机无外乎虚实两大类，实者多因邪气犯胃，虚者多因正气不足而使胃失温养、濡润。无论虚实，终致胃失和降，胃气上逆。一般来说，初病多实，日久损伤脾胃，可由实转虚。脾胃素虚，复为饮食所伤，或成痰生饮，则因虚致实，出现虚实并见的复杂病机。

【临床表现】

外邪犯胃：突然呕吐，多兼恶寒发热，苔薄白，脉浮。平掌测试可查胃脘部多有寒凉，或热或秽浊而密集的气感。

饮食不节：呕吐酸腐食物，嗳气厌食，脘腹胀满，得食愈甚，吐后脘舒，舌苔厚腻，脉滑。平掌测试可查胃脘部多有密集、阻滞、沉重的气感。

脾胃虚弱：呕吐吞酸，嗳气频作，胸胁满闷，胀痛不舒，苔薄舌淡，脉虚弱。平掌测试可查胃脘部及周身多有稀疏、微麻的气感。

【灸疗原则】

外邪犯胃：胃失和降，宜舒泄解表、化浊和中。

饮食不节：食物停滞胃中不得运化，宜消食化滞、和胃降逆。

脾胃虚弱：脾胃运化功能减弱产生痰湿而致胃气受阻，宜宽膈和胃、降逆调气。

中医认为脾胃为后天之本，艾灸疗法对治疗脾胃病以及改善脾胃病症状具有较好的疗效。

【穴区处方——主穴】

中脘穴区、肝脾穴区。

【穴区处方——配穴】

外邪犯胃：心肺穴区、内关、足三里。

饮食停积：内关、足三里。

脾胃虚弱：阳陵泉、太冲穴、合谷。

【灸疗疗程】

1次/天，10次为1个疗程，疗程间休息2~5天，至少2~5个疗程。

【穴区灸法操作】

主穴区透灸，可觉热感透至胸腔并向胸腹部、腰背部及下肢传导，灸至灸感消失。

局部配穴可觉热感透至深部或扩散至整个腰腹部、下肢到脚部，灸至灸感消失。

艾灸每周不少于5次，躯体部30~40分钟/次，四肢部10~20分钟/次。

【生活调摄】

（1）注意休息，尤其对于呕吐发生剧烈，出现脱水症状的患者要多喝温开水补充体液。

（2）处于呕吐缓解期的患者可以吃少量清淡的流质食物。

（3）尽量避免食用油腻及刺激性比较大的食品。

泄泻

泄泻是以大便次数增多且粪质稀薄，甚至泻出物如水样为临床表现的一种常见的脾、胃、肠疾病，一年四季均可发生，但以夏、秋两季较为多见。泄与泻在病情上有一定区别，粪出少而势缓，若漏泄之状者为泄；粪大出而势直无阻，若倾泻之状者为泻。然近代多泄、泻并称，统称为泄泻。本病可见于西医学中的急慢性肠炎、肠结核、肠易激综合征、吸收不良综合征等。

泄泻的病因是多方面的且有外感、内伤之分。外感之中湿邪最为重要，脾恶湿，外来湿邪最易困阻脾土而致脾失健运，升降失调，水谷不化，清浊不分，混杂而下，形成泄泻。其他诸多外邪只有与湿邪相兼，方能致泻。内伤当中脾虚最为关键。泄泻的病位在脾、胃、肠，大小肠的分清别浊和传导变化功能可以用脾胃的运化和升清降浊功能来概括，脾胃为泄泻之本，脾主运化水湿，脾胃当中又以脾为主，脾病脾虚而致健运失职，清气不升，清浊不分，自可成泻。其他诸如寒、热、湿、食等内、外之邪，以及肝肾等脏腑所致的泄泻，都只有在伤脾的基础上导致脾失健运时才能引起泄泻。同时，在发病和病变过程中，外邪与内伤、外湿与内湿之间常相互影响，外湿最易伤脾，脾虚又易生湿，互为因果。因而，脾虚湿盛是导致本病发生的关键因素。

【临床表现】

泄泻之量或多或少，泄泻之势或缓或急，常兼有脘腹不适、腹胀、腹痛、肠鸣、食少纳呆、小便不利等症状。起病或缓或急，常有反复发作史。

寒湿泄泻：泄泻清稀，甚则如水样，腹痛肠鸣，脘闷食少，苔白腻，脉濡缓。若兼外感风寒，则伴有恶寒、发热、头痛、肢体酸痛，苔薄白，脉浮。

湿热泄泻：泄泻腹痛，泻下急迫或泻而不爽，粪色黄褐，气味臭秽，肛门灼热，或身热口渴，小便短黄，苔黄腻，脉滑数或濡数。

伤食泄泻：泻下稀便，臭如败卵，伴有不消化食物，脘腹胀满，腹痛肠鸣，泻后痛减，嗳腐酸臭，不思饮食，苔垢浊或厚腻，脉滑。

脾虚泄泻：稍进油腻食物或饮食稍多，大便次数即明显增多而发生泄泻，伴有不消化食物，大便时泻时溏，迁延反复，饮食减少，食后脘闷不舒，面色萎黄，神疲倦怠，舌淡苔白，脉细弱。

肾虚泄泻：黎明之前脐腹作痛，肠鸣即泻，泻下完谷，泻后即安，小腹冷痛，形寒肢冷，腰膝酸软，舌淡苔白，脉细弱。

肝郁泄泻：抑郁恼怒或情绪紧张时即发生腹痛泄泻，腹中雷鸣，攻窜作痛，腹痛即泻，泻后痛减，矢气频作，胸胁胀闷，嗳气食少，舌淡，脉弦。

【灸疗原则】

应以运脾祛湿为主要原则。急性泄泻以湿盛为主，着重祛湿的同时应辅以健脾，宜采用温化寒湿、清利湿热之法。兼夹表邪、暑邪、食滞者，还应分别佐以疏表、清暑、消导之剂。

寒湿泄泻：治宜芳香化湿，解表散寒。

湿热泄泻：治宜清肠利湿。

伤食泄泻：治宜消食导滞。

脾虚泄泻：治宜健脾益气，和胃渗湿。

肾虚泄泻：治宜温补脾肾，固涩止泻。

肝郁泄泻：治宜抑肝扶脾，调中止泻。

《景岳全书·泄泻》："凡泄泻之病，多由水谷不分，故以利水为上策。"

《医宗必读·泄泻》提出了著名的治泻九法，即淡渗、升提、清凉、疏利、甘缓、酸收、燥脾、温肾、固涩。

【穴区处方——主穴】

中脘穴区、关元穴区。

【穴区处方——配穴】

寒湿泄泻：命门穴区、阴陵泉。

湿热泄泻：曲池、涌泉穴区。

伤食泄泻：上巨虚、足三里。

脾虚泄泻：肝脾穴区。

肾虚泄泻：命门穴区、涌泉穴区。

肝郁泄泻：太冲、期门。

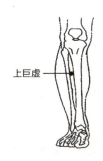
上巨虚

【灸疗疗程】

1次/天，10次为1个疗程，疗程间休息2~5天，至少2~5个疗程。

【穴区灸法操作】

主穴区透灸，可觉热感透至胸腔并向胸腹部、腰背部及下肢传导，灸至灸感消失。

局部配穴可觉热感透至深部或扩散至整个腰腹部、下肢到脚部，灸至灸感消失。

艾灸每周不少于5次，躯体部30~40分钟/次，四肢部10~20分钟/次。

【生活调摄】

（1）注意饮食卫生，忌食生冷、油腻、刺激性食物。

（2）寒者要注意保暖，食积者要注意节制饮食，气滞者要保持心情舒畅。

（3）居处宜冷暖适宜，结合食疗健脾益胃，泄泻重者宜补充体液及半流质，预防因泄泻引起的脱水。

附：中脘穴区验案分享

病例1 赵某，男，53岁，辽宁省沈阳市皇姑区人。

主　　诉：胃部疼痛难忍，勉强进食。

现 病 史：空腹饮酒引起胃部不适，逐渐有疼痛感，5~6天后疼痛难忍，勉强进食。

诊　　断：胃痛，湿热中阻型。

治疗原则：清热化湿，理气和胃。

选择穴区：中脘穴区配伍足三里。

调理过程：取中脘穴区和足三里双侧施灸，每天1次，施灸5次后，患者病情好转，晚上可以快速入眠。施灸20次左右，胃痛症状完全消除，吃生冷瓜果、肉食饮料亦没有不适感。

病例2 龙某，男，56岁，浙江省杭州市西湖区人。

主　　诉：恶心呕吐6月余。

现 病 史：呕吐频繁，一昼夜20余次，伴头痛、头晕、胸闷。吐出物初为食物残渣，继而纯为痰涎、胆汁。吐后不渴，饮水即吐。曾两次住院治疗，但每遇饮食不当、寒温失调即引起病情复发。

诊　　断：痰饮，脾阳虚弱型。

治疗原则：化浊和中，降逆调气，强胃健脾。

选择穴区：中脘穴区、肝脾穴区。

调理过程：由于患者平时嗜酒贪凉、不避寒温，导致脾胃损伤，水湿停聚，痰饮内生，痰湿中阻，清阳不升，秽浊之气上逆，蒙蔽清窍，故头痛头晕；水饮内停，升降失常，胃气上逆，则恶心呕吐；脾胃为水饮所困，停留中焦，故口不渴，饮水即吐；脾阳不振则胸脘痞闷。取中脘穴区、肝脾穴区施灸，每日1次，每次25分钟。连灸3次后，患者各症状明显好转，但仍偶感头晕。为巩固疗效继续施灸，改为3日1次，15天后，所有症状基本消除。后期施保健灸。

第五讲 十大穴区及相关病种操作规范

命门（下焦）穴区

一、穴区整体描述

以命门穴为核心穴位，同时辐射具有主治一致性的临近穴位，形成协同增效的多穴位立体面作用区，叫命门（下焦）穴区。

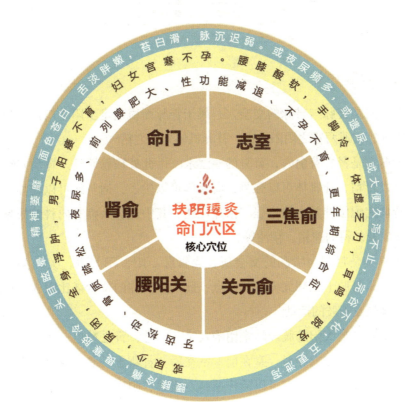

二、穴区包括穴位

主要穴位：命门、腰阳关、肾俞、志室、三焦俞、关元俞。

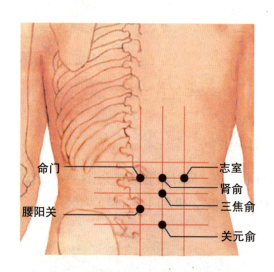

三、穴区方义

命门穴是督脉与带脉的交会穴，属于督脉而横通足少阴之门户，为元阳聚积之处，沟通两肾之阴阳水火，补养机体先天之精气。

肾俞穴是肾之背俞穴，肾脏的寒湿水气由此外输膀胱经。肾俞穴转输肾气，激发肾精，补肾体可以强骨，润肾华可以生发，通肾窍可以聪耳。命门穴与肾俞穴配伍补益之功增强，治疗广泛，其中优势病症有内科的尿频、头痛、腰痛及外科的遗精、精浊等。

腰阳关是督阳与大肠的交会所，属督脉。阳，阳气也；关，关卡也。腰阳关就是督脉上元阴元阳的相交点，此穴在人体的位置堪比阳气通行的关隘，总督腰及下肢的运动。

志室穴是足太阳膀胱经的常用腧穴之一。志，肾之精也，肾气也；室，房屋之内间也，与堂相对，堂在前，室在后。肾藏志，藏者为室，志室穴为肾气留住之处。刺激此穴可以治疗遗精、遗尿、阳痿、水肿、小便不利、月经不调、腰脊疼痛等病症。

三焦俞是三焦腑的背俞穴，与关元俞穴配合能增强性欲，提高男性性功能，可以治疗男性前列腺疾病、水肿、腹胀泄泻、腰背僵痛等。

四、穴区主治范围

常用于治疗泌尿生殖系统及妇科疾病、腰脊部疾病等。常见病症有男子阳痿、遗精、早泄、前列腺炎、前列腺肥大、尿少尿闭或遗尿、夜尿频多及妇女的宫寒不孕、赤白带下、腰膝酸软、腰脊疼痛等。

五、病种与操作规范

⟳ 阳痿

《类证治裁》："伤于内则不起。故阳之痿，多由色欲竭精，或思虑劳神，或恐惧伤肾……亦有湿热下注，宗筋弛纵而致阳痿者。"阳痿多见于青壮年男子，是由虚损、惊恐、湿热等致使宗筋失养而弛纵，引起阴茎痿弱不起或举而不坚，或坚而不能持久。本病主要责之于肝、肾、心、脾等脏腑功能失调，多与命门虚衰、心脾两虚、湿热下注有关。

【临床表现】

以阴茎痿弱不起，或举而不坚，或坚而不能持久为主。

常伴有神疲乏力、腰膝酸软、头晕耳鸣、畏寒肢冷、阴囊阴茎冷缩。

局部冷湿，精液清稀冰冷，精少或精子活动力低下，会阴部坠胀疼痛，小便不畅，滴沥不尽，或小便清白、频多等。

【灸疗原则】

属虚者宜补，属实者宜泻，有火者宜清，无火者宜温。

命门火衰者，真阳既虚，真阴多损，应温肾壮阳，滋肾填精，忌纯用刚热燥涩之剂，宜选用滋阴补肾温润之品。

心脾受损者，宜补益心脾。

恐惧伤肾者，宜益肾宁神。

肝郁不舒者，宜疏肝解郁。

湿热下注者，宜苦寒坚阴，清利湿热，即《素问·脏气法时论篇》中的"肾欲坚，急食苦以坚之"原则。

艾灸可以温通经络、温补元气、调和气血、滋阴驱寒、润泽肤色，使人体散发健康神采。

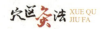

【穴区处方——主穴】

关元穴区、命门穴区。

【穴区处方——配穴】

命门虚衰：涌泉穴区。

心脾两虚：心肺穴区、中脘穴区。

湿热下注：涌泉穴区。

【灸疗疗程】

1次/天，10次为1个疗程，疗程间休息2~5天，至少3~6个疗程。

【穴区灸法操作】

主穴区透灸，可觉热感透至腰背及下肢部，灸至灸感消失。

配穴区可觉热感透至深部，或扩散至整个腰腹部、腰背部、下肢部及脚部。

艾灸每周不少于5次，背腹部30~40分钟/次，四肢部10~20分钟/次。

【生活调摄】

（1）阳痿大多数属心理性阳痿，解除精神负担，消除焦虑不安的情绪极为重要。平时可以做一些自己喜欢的事情，如欣赏音乐、参加集体活动、阅读有益的书籍、找家人亲友倾诉等。

（2）积极参加体育锻炼，适当的体育锻炼和户外活动有利于病情恢复。

（3）忌滥服药物，忌盲目投医，应到医院查明病因，接受正规治疗，更不可讳疾忌医。

淋证

淋证是指以小便频数、淋沥涩痛、小腹拘急引痛为主症的疾病。病因有外感湿热、饮食不节、情志失调、禀赋不足或劳伤久病。

"诸淋者，由肾虚而膀胱热故也。"淋证的病位在肾与膀胱，且与肝脾有关。其病机主要有肾虚、膀胱湿热、气化失司。肾与膀胱相表里，肾气的盛衰直接影响膀胱的气化与开合。淋证日久不愈，热伤阴，湿伤阳，易致肾虚；肾虚日久，湿热、秽浊、邪毒容易侵入膀胱，引起淋证的反复发作。因此，肾虚与膀胱湿热在淋证的发生、发展及病机转化中具有重要的意义。淋证有虚有实，初病多实，久病多虚，初病体弱者或久病患者常虚实并见。实证多在膀胱和肝，虚证多在肾和脾。淋证可分为热淋、气淋、血淋、膏淋、石淋、劳淋"六淋"。在临床中，多以热淋、气淋常见。《证治要诀·淋闭》："有似淋非淋，小便色如米泔，或便中有如鼻涕之状，此乃精液俱出，精塞窍道，故便欲出不能而痛，……此即膏淋。"

【临床表现】

以小便频急、滴沥不尽、尿道涩痛、小腹拘急、痛引腰腹为基本特征。小便频急者每日可达数十次且每次尿量较少，或伴有发热、小便热赤；或小便排出砂石，排尿时尿流中断，腰腹绞痛难忍；或尿中带血或夹有血块；或小便浑浊如米泔，或滑腻如脂膏。

病久或反复发作后，常伴有低热、腰痛、小腹坠胀、疲劳等症。

【灸疗原则】

实则清利，虚则补益是治疗淋证的基本原则。

实证有膀胱湿热者，宜清热利湿；有热邪灼伤血络者，宜清热止血；有砂石结聚者，宜通淋排石；有气滞不利者，宜利气疏导。

虚证以脾虚为主者，宜健脾益气；以肾虚为主者，宜补虚益肾。

【穴区处方——主穴】

命门穴区、关元穴区。

【穴区处方——配穴】

热淋：涌泉穴区、行间。

石淋：委中、昆仑、太溪。

气淋：肝脾穴区、太冲、昆仑。

血淋：肝脾穴区、血海、太冲。

膏淋：足三里、血海、三阴交。

劳淋：足三里、三阴交。

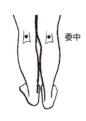
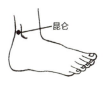

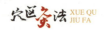

【灸疗疗程】

1次/天，10次为1个疗程，疗程间休息2~5天，至少3~6个疗程。

【穴区灸法操作】

主穴区透灸，可觉热感透至胸腹部、腰背部及下肢部，灸至灸感消失。配穴区可觉热感灸至深部，扩散至整个腰腹部、腰背部、下肢部及脚部。艾灸每周不少于5次，背腹部30~40分钟/次，四肢部10~20分钟/次。

【生活调摄】

（1）治疗期间要讲究个人卫生，建议勤换内裤，个人的内裤单独清洗，污染的内裤、浴巾及其他衣物需要煮沸消毒，分开放置。

（2）治疗期间建议适当休息，避免进行重体力劳动，禁房事。

（3）饮食宜清淡，忌食辛辣、油腻、生冷等刺激性食物。

癃闭

癃闭是以小便量少，点滴而出，甚则闭塞不通为主症的一种疾病。涓滴不利称为癃，重者点滴皆无称为闭。癃闭有虚实之分，实证多因湿热、气结、瘀血阻碍气化运行，虚证多因中气、肾阳亏虚而气化不行。小便通畅有赖于三焦的气化和肺、脾、肾的通调、转输、蒸化，故癃闭与三焦、肺、脾、肾密切相关。

【临床表现】

癃的阶段表现为小便不利，排尿滴沥不尽，或排尿无力，或尿流变细，或尿流突然中断，全日总尿量明显减少。

闭的阶段表现为小便不通，全日总尿量极少，甚至点滴全无，或小便欲解不出，小腹满胀，状如覆碗。

尿闭可突然发生，亦可由癃逐渐发展而来。病情严重时，可出现头晕、胸闷气促、恶心呕吐、口气秽浊、水肿，甚至烦躁、神昏等症，尿道无疼痛感觉。

【灸疗原则】

根据"六腑以通为用"的原则,着眼于通,即通利小便。

实证治宜清热利湿,行散瘀结,化利气机而通利水道。

虚证治宜补脾、肺、肾,助气化,使气化得行,升清降浊,温补益气,小便自通。

《证治汇补·癃闭》:"有热结下焦,壅塞胞内,而气道涩滞者;有肺中伏热,不能生水,而气化不施者;有脾经湿热,清气郁滞,而浊气不降者;……有肝经忿怒,气闭不通者;有脾虚气弱,通调失宜者。"

【穴区处方——主穴】

肝脾穴区、关元穴区。

【穴区处方——配穴】

肾气亏虚:命门穴区、涌泉穴区。

湿热下注:涌泉穴区、行间。

瘀浊阻闭:中脘穴区、阴陵泉、丰隆。

【灸疗疗程】

1次/天,10次为1个疗程,疗程间休息2~5天,至少3~6个疗程。

【穴区灸法操作】

主穴区透灸,可觉热感透至胸腹部、腰背部及下肢部,灸至灸感消失。

配穴区可觉热感灸至深部,扩散至整个腰腹部、腰背部、下肢部及脚部。

艾灸每周不少于5次,背腹部30~40分钟/次,四肢部10~20分钟/次。

【生活调摄】

(1)注意防寒保暖,忌久坐、少骑车。

(2)保持排便通畅,有尿意及时排尿,不可强忍憋尿。

(3)病情急重或尿闭者需卧床休息。轻者可适当活动,但不宜过劳。

(4)饮食宜清淡易消化。膀胱湿热型病人宜选择菠菜、芹菜、冬瓜、黄瓜等,多饮水或果汁,如西瓜汁、梨汁,以利小便;脾胃虚弱型病人应注意营养的补充,多吃温补之品,如牛肉、羊肉、瘦猪肉、山药、大枣、莲子等

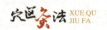

药膳，可扶阳益精，通利小便。

◎ 水肿

水肿也称"水气"，是因体内水湿停留，导致面目、四肢、胸腹甚至全身浮肿的疾病。

人体水液的运行赖于气的推动，即赖于脾气的升化转输，肺气的宣降通调，心气的推动，肾气的蒸化开合。这些脏腑功能正常，三焦发挥决渎作用，膀胱气化畅行，小便通利，可维持正常的水液代谢。反之，若因感受风寒或湿热之邪、水湿浸渍、疮毒浸淫、饮食劳倦、久病体虚等导致肺失宣降通调、脾失转输、肾失开合、膀胱气化失常，致体内水液潴留而泛滥肌肤，即发为水肿。

本病主要责之于肺、脾、肾三脏，与心密切相关。在发病机理上，肺、脾、肾三脏相互联系，相互影响，如肺脾之病，久必及肾，肾虚则水肿加重；肾阳虚衰，火不暖土则脾阳也虚，土不制水，使水肿更甚；肾虚水泛，上逆犯肺，则肺气不降，失其宣降通调之功能，水肿加重。因外邪、疮毒、湿热所致的水肿，病位多在肺、脾；由内伤所致的水肿，病位多在脾、肾。因此，治疗水肿是以肾为本，以肺为标，以脾为制水之脏。

【临床表现】

皮下组织间隙有过多体液积聚时，皮肤苍白、肿胀、皱纹变浅，局部温度较低，弹性差，用手指按压局部（如内踝、胫前区或额、颧部位）皮肤会出现凹陷。

风寒袭肺：眼睑先肿，来势迅速，继而四肢及全身皆肿，恶风畏寒或伴发热，骨节痠痛，小便少，舌苔薄白，脉浮紧。

风热犯肺：眼睑和面部突然浮肿，发热恶风，咳嗽，咽红肿痛，尿短少，舌边尖微红，苔薄黄，脉浮数。

脾阳虚：腰腹以下水肿为甚，反复不愈，按之凹陷不起，神倦肢冷，纳减便溏，小便量少色清，舌质淡，苔薄白水滑，脉沉缓。

肾阳虚：全身水肿，肿势多先由腰足始，腰以下肿明显，两足内侧尤剧，腰膝酸软沉重，阴囊湿冷，怯寒肢冷，小便量少色清，舌淡胖，苔薄白，脉沉细弱。

气血两虚：渐见面部、四肢浮肿，面色㿠白或萎黄，唇淡白，头晕心悸，气短，纳少体倦，精神不振，舌质淡少苔，脉虚细无力。

【灸疗原则】

风寒热犯肺：寒者因水液输布和排泄发生障碍导致水湿停留，出现小便不利和水肿；热者因肺气闭郁，失于清肃，不能通调水道，发为水肿。宜疏风散寒，清肺热。

脾肾阳虚：肿势以腰以下为著，舌苔和脉象表现亦颇相似。而肾阳虚浮肿较脾阳虚浮肿为重，常表现为全身水肿。宜温补脾肾，化气行水。

气血两虚：多由脾胃气虚，生化不足，或久病后气血两亏，脏腑失养，导致水液代谢功能失常而发生水肿。宜益气养血。

实证多因外邪侵袭，气化失常。治以祛邪为主，宜采用疏风、宣肺、利湿、逐水等法。

虚证多因脾肾阳虚，不能运化水湿。治以扶正为主，宜采用温肾、健脾、益气、通阳等法。

《金匮要略·水气病脉证并治》："诸有水者，腰以下肿，当利小便；腰以上肿，当发汗乃愈。"

《素问·经脉别论》："饮入于胃，游溢精气，上输于脾，脾气散精，上归于肺，通调水道，下输膀胱，水精四布，五经并行。"一般来说，实水治宜通调祛邪，虚水治宜温补扶正。浮肿其治离不开利水，而艾灸有宣肺利水、通阳利水、健脾利水、温肾利水之功效。

【穴区处方——主穴】

关元穴区、命门穴区。

【穴区处方——配穴】

实证：心肺穴区、涌泉穴区。

虚证：中脘穴区、委阳、阴陵泉。

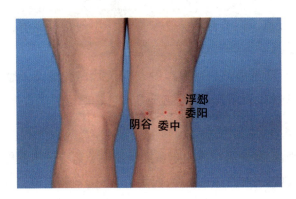

【灸疗疗程】

1次/天，10次为1个疗程，疗程间休息2~5天，至少5~10个疗程。

【穴区灸法操作】

主穴区透灸，可觉热感透至胸腹部、腰背部及下肢部，灸至灸感消失。

配穴区可觉热感灸至深部，扩散至整个胸腹部、腰背部及下肢部。

艾灸每周不少于5次，背腹部30~40分钟/次，四肢部10~20分钟/次。

【生活调摄】

（1）适当做些有氧运动，如健步走或慢跑。

（2）清淡饮食，多吃新鲜蔬果，不要喝酒，不能吃辛辣、生冷、刺激性食物。控制盐的摄入量，严重水肿者可以在短期内无盐饮食。

（3）采用饮食排水法，食用具有利水消肿作用的食物，如西瓜、葡萄、菠萝、香蕉、梨、土豆、胡萝卜、芹菜、玉米、绿豆等。

附：命门穴区验案分享

病例1 李某，男，62岁，江苏省无锡市江阴市人。

主　　诉：夜尿频多，伴有尿急、尿痛。

现 病 史：患者从40岁便一直有尿频、尿急、尿痛的症状，平时晚上起夜10多次，严重影响睡眠质量且夫妻关系不和谐。患者体质偏寒，饮食不佳，浑身没劲。

诊　　断：前列腺炎，肾气亏虚型。

治疗原则： 补虚益肾，温补肾阳。

选择穴区： 命门穴区、关元穴区。

调理过程： 第1次施灸时，患者不感觉热，但灸完感觉轻松。第3次施灸，患者感觉到热且有汗出，又加灸三阴交。第4次灸完，患者晚上起夜2次，睡眠质量改善。灸完8次后，患者每晚最多起夜1次，食欲、睡眠均明显改善。灸完14次后，患者小肚子不胀了，小便刺痛感也消失了。后期继续施灸调理。

病例2 张某，男，56岁，山东省威海市文登区人。

主　　诉： 反复水肿5年，加重2天。

现 病 史： 患者于五年前开始出现颜面、四肢水肿，尿常规化验结果显示有尿蛋白、管型，诊断为急性肾炎。经住院治疗后，患者水肿症状消退，但其后时常反复，近五年又住院三次，间断使用激素、利尿剂、中药等进行治疗。此次患者不慎受凉，症状加重，尿常规化验结果显示：尿蛋白（+++），白细胞（+），颗粒管型（+）。血压130/90mmHg，肝、肾功能基本正常。刻下：周身浮肿，腰酸冷痛，尤以腰以下为甚，压之凹陷，如泥不起，满月脸，两颧泛红，手足心热，小便短赤，大便尚可。

诊　　断： 水肿。

治疗原则： 温肾助阳，化气行水。

选择穴区： 关元穴区、命门穴区，配伍涌泉穴、委中穴。

调理过程： 连续施灸10次后，病情较之前明显好转，周身浮肿减轻，身体明显感觉轻盈。后改为隔日灸，10次为1个疗程。5个疗程后，周身症状基本消失，可以适当运动，练太极或快走。后期继续施灸调理。

关元穴区

一、穴区整体描述

以关元穴为核心穴位,同时辐射具有主治一致性的临近穴位,形成协同增效的多穴位立体面作用区,叫关元穴区。

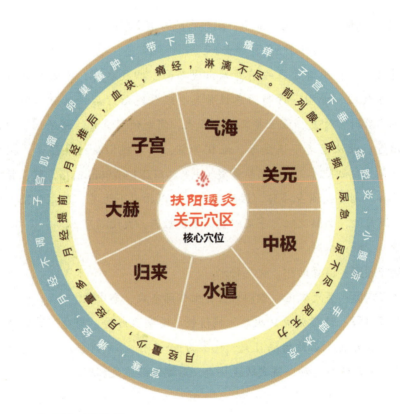

二、穴区包括穴位

主要穴位:关元、中极、气海、归来、水道、大赫、子宫。

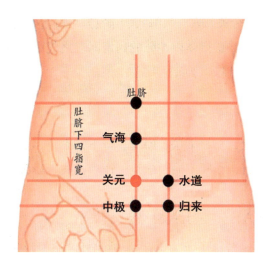

三、穴区方义

关元为小肠之募穴，它像身体的一个阀门，将人体的元气关在体内不泄漏，是固气保健的要穴，是男子藏精、女子蓄血之处，也是元阴、元阳的交关之处。具有培元固本、补益下焦之功，凡元气亏损之症均可选用。中极为膀胱之募穴，关元、中极位居少腹，内应胞宫，均为任脉穴，任脉起于胞中，出于会阴，二穴同取可调血室，理下焦，清热利湿；配子宫穴可以治疗月经不调、崩漏。子宫穴有减少子宫收缩幅度，解除子宫肌肉痉挛，调整孕激素水平的作用。

气海穴主一身气疾，可疏导任脉，调一身之气。凡与"气"密切相关的疾病，均可取气海穴进行调治。因此，气海穴是临床运用非常广泛的重要腧穴。对内、外、妇、儿各科疾病以及许多手术并发症均有疗效。

还者谓归，凡养生吐纳者，当吸气时，腹气上升，与中气交会于气海处，呼气时，腹气下降，名曰气息归根。归来穴为腹气下降时的根底，故名"归来"。归来穴属足阳明胃经，处于下腹部，与生殖系统疾病密切相关，故常用于治疗月经不调、经闭、带下、阴挺等妇科疾病，可配合关元、中极等穴提高疗效。

水道，归属胃经，即水液通行的道路。经水由本穴循胃经向下部经脉传输，为胃经水液通行的道路。配合中极穴、关元穴可治疗小腹胀满、腹痛、小便不利、疝气，配合关元穴、气海穴、子宫穴可以治疗痛经、不孕等。

大赫，归属肾经，意指体内冲脉的高温高湿之气由本穴而出肾经。配合中极穴、关元穴可治疗男科及妇科疾病。

四、穴区主治范围

治疗阳痿、早泄、月经不调、崩漏、带下、不孕、子宫脱垂、闭经、遗精、遗尿、小便频繁、小便不通、痛经、产后出血、小腹痛、腹泻、腹痛、痢疾等疾病。

长期按摩关元穴区，还对尿路感染、肾炎、脱肛、中风、尿道炎、盆腔炎、肠炎、肠粘连、神经衰弱、小儿消化不良等疾病有很好的调理、改善功能。

五、病种与操作规范

⊙ 痛经

女性行经前后，周期性发生下腹部胀痛、冷痛、灼痛、刺痛、坠痛、绞痛、痉挛性疼痛、撕裂性疼痛，蔓延至骶腰背部，甚至涉及大腿及足部，常伴有全身症状，如乳房胀痛、肛门坠胀、胸闷烦躁、悲伤易怒、心惊失眠、头痛头晕、恶心呕吐、胃痛腹泻、倦怠乏力、面色苍白、四肢冰凉、冷汗淋漓、虚脱昏厥等。

《格致余论》："将行而痛者，气之滞也，来后作痛者，气血俱虚也。"痛经主要是因肾气亏虚、气血不足，令肝气郁结，以致气血运行不畅，常见于未婚女青年及月经初期少女。调治痛经以补肾、健脾、疏肝、调理气血为主。本病有虚实之分，临床可分为气滞血瘀、寒湿凝滞、气血虚弱、湿热下注四种证型。

【临床表现】

气滞血瘀：每于经前一二天或经期小腹胀痛，拒按，或伴胸胁乳房胀，或经量少，或经行不畅，经色紫黯有块，血块排出后痛减，经净后疼痛消失，舌紫黯或有瘀点，脉弦或弦滑。

寒湿凝滞：经前数日或经期小腹冷痛，得热痛减，按之痛甚，经量少，经色黯黑有块，或畏冷身疼，舌苔白腻，脉沉紧。

气血虚弱：经后一二天或经期小腹隐隐作痛，或小腹及阴部空坠，喜揉按，经量少，色淡质薄，或神疲乏力，或面色不华，或纳少便溏，舌淡，脉细弱。

湿热下注：经前小腹疼痛拒按，有灼热感，或伴腰骶疼痛；平日小腹时痛，经来疼痛加剧。低热起伏，经色黯红，质稠有块，带下黄稠，小便短黄，舌红、苔黄而腻，脉弦数或濡数。

【灸疗原则】

气滞血瘀：治宜理气、化瘀、止痛。

寒湿凝滞：治宜温经、散寒、除湿、化瘀、止痛。

气血虚弱：治宜益气、补血、止痛。

湿热下注：治宜清热、除湿、化瘀、止痛。

《素问·调经论》："血气者，喜温而恶寒，寒则泣不能流，温则消而去之。"艾灸在暖宫散寒、调和气血方面效果尤佳，借助艾火的温煦作用，起到调治痛经的疗效。

【穴区处方——主穴】

关元穴区、肝脾穴区、命门穴区。

【穴区处方——配穴】

气滞血瘀：合谷、太冲、血海、三阴交。

寒湿凝滞：涌泉穴区。

气血虚弱：血海、三阴交。

湿热下注：涌泉穴区、足三里。

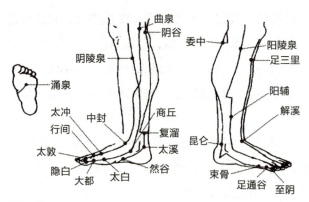

【灸疗疗程】

1次/天，10次为1个疗程，疗程间休息2~5天，共2~3个疗程。

【穴区灸法操作】

主穴区透灸，可觉热感透至胸腔并向胸腹部、腰背及下肢，灸至灸感消失。

配穴手持灸，可觉热感透至深部或扩散至整个腰腿部及下肢到脚部，灸至灸感消失。

艾灸每周不少于5次，腰腹部40~50分钟/次，四肢部10~20分钟/次。

【生活调摄】

（1）作息规律，保证充足的睡眠，禁烟酒。

（2）膳食均衡，多吃富含蛋白质、维生素及膳食纤维的食物。避免吃生冷、辛辣刺激性食物。经期不适可适当吃些酸味食品并保持大便通畅。

（3）平时注意锻炼身体。痛经患者在经期可根据自身情况选择适宜的运动，如瑜伽、太极拳、有氧健身操等，但运动不宜过于剧烈。

（4）注意个人卫生，月经期的卫生对痛经的康复有很大帮助。同时，在经期还应避免性生活、盆浴、阴道冲洗、游泳等。

（5）注意保暖，尤其是小腹、腰部、双脚部位。避免冒雨涉水、用冷水洗脚或洗冷水浴等而受凉。

（6）调节情绪，避免不良精神刺激和过度情绪波动。

◯ 月经不调

月经不调是妇科常见病,表现为月经周期或出血量的异常,常伴月经前或月经期腹痛及全身症状。月经与肝、脾、肾三脏及冲、任二脉关系密切。

【临床表现】

经早,主要由于气虚不固或热扰冲任。气虚则统摄无权,冲任失固,血热则迫血妄行,血海不宁,以致月经提前而至。

经迟,有实有虚。实者或因寒凝血瘀,冲任不畅,或因气郁血滞,冲任受阻,致使经期延后;虚者或因营血亏损,或因阳气虚衰,以致血源不足,血海不能按时满溢。

经乱,由于肝气郁滞,疏泄失职,或肾气虚衰,封藏失司,而致冲任气血不调,血海蓄溢失常。

【灸疗原则】

经早:治宜益气固冲,清热调经。

经迟:治宜散寒化瘀,理气活血。

经乱:治宜补肾益气,固冲调经。

【穴区处方——主穴】

关元穴区、命门穴区。

【穴区处方——配穴】

肾虚:涌泉穴区。

脾虚:中脘穴区、足三里、三阴交。

肝郁:肝脾穴区、期门、太冲。

【灸疗疗程】

1次/天,10次为1个疗程,疗程间休息2~5天,至少6~9个疗程。

【穴区灸法操作】

主穴区透灸,可觉热感透至腹腔并向胸腹部及下肢,灸至灸感消失。

配穴透灸或手持灸,可觉热感透至深部或扩散至整个腰腿部及下肢到脚部。

艾灸每周不少于5次，背腹部40~50分钟/次，四肢部10~20分钟/次。

【生活调摄】

（1）避免游泳或洗浴时受凉，经行之时身体要保暖，及时增添衣物。

（2）注意合理膳食，防止过度节食。多食瘦肉、奶类、新鲜水果、蔬菜等食物。勿食生冷、辛辣刺激性食物。勿抽烟，勿饮含酒精、咖啡因的饮料。

（3）保持情绪平和，做适度运动，可放松肌肉、精神，促进血液循环。

（4）注意外阴部清洁，月经期避免性生活，预防感染。

（5）劳逸结合、注意休息、避免过度劳累。

闭经

闭经是指女性年逾16周岁，月经尚未来潮，或月经来潮后又中断三个月以上。闭经的病因病机有虚实之分，临床上常见的证型有气血亏虚、肝肾阴虚、气滞血瘀、寒凝血瘀、痰湿阻滞或者是虚实错杂的复合病机。

【临床表现】

气血亏虚：月经量逐渐减少以至全无，面色苍白或萎黄，头晕目眩，心慌气短，精神疲倦，失眠多梦，食欲不佳，舌淡苔薄白，脉沉细无力。

肝肾阴虚：月经超龄未至或初潮较迟，量少色淡，渐至闭经，或闭经日久，消瘦低热，皮肤干燥，面色晦暗，口干舌燥，两颧发红，伴头晕目眩，腰膝酸软，舌红少苔，脉弱或细数。

气滞血瘀：大怒后或忧思不解，月经骤停或数月不行，小腹、胸胁胀痛，乳房作胀，面色萎黄带有青灰色，头痛，烦躁不安或抑郁，失眠多梦，食欲不佳，舌淡有瘀斑或瘀点，脉细涩。

寒凝血瘀：月经闭止，小腹冷痛，胸闷恶心，四肢不温，面色发青，带下色白量多，舌淡暗，边有瘀斑，苔薄白，脉细涩或弦。

痰湿阻滞：月经来潮后又逐渐停闭，胸胁满闷，精神疲倦，白带增多，或呕吐痰涎，舌淡胖，苔滑腻，脉弦滑。

【灸疗原则】

气血亏虚：常见于产后出血量多、哺乳时间过长、多孕多产、营养不良等患者。治宜补益气血。

肝肾阴虚：多由压力过大、生活无节、滥用药物等原因造成。治宜补益肝肾。

气滞血瘀：常见于受情志刺激的患者。治宜理气、活血、祛瘀。

寒凝血瘀：常见于处在潮湿、阴冷或者忽冷忽热的生活及工作环境中的患者。治宜温阳散寒、活血化瘀。

痰湿阻滞：多见于形体肥胖患者。治宜祛痰燥湿。

【穴区处方——主穴】

关元穴区、命门穴区。

【穴区处方——配穴】

气血亏虚：中脘穴区、足三里。

肝肾阴虚：涌泉穴区。

气滞血瘀：肝脾穴区、太冲、三阴交。

寒凝血瘀：涌泉穴区。

痰湿阻滞：丰隆、阴陵泉。

【灸疗疗程】

1次/天，10次为1个疗程，疗程间休息2~5天，共2~3个疗程。

【穴区灸法操作】

主穴区透灸，可觉热感透至腹腔并向腰背部及下肢，灸至灸感消失。

配穴区可觉热感透至深部，或扩散至整个腰腿部及下肢到脚部。

艾灸每周不少于5次，背腹部40~50分钟/次，四肢部10~20分钟/次。

【生活调摄】

（1）平衡饮食，日常多吃一些富含维生素、蛋白质的食物，可以选择禽肉或牛羊肉配合蔬菜烹调食用。避免寒凉、辛辣、刺激、油腻之物。

（2）养成规律的生活习惯，避免过度劳累、经常熬夜或日夜颠倒，注意多休息，保证充足的睡眠。

（3）进行适当的体育锻炼，如散步、瑜伽、游泳、跳绳等，可以促进体内血液循环，帮助调理内分泌，有助于增强体质。

（4）调畅情志，放松心情，不要有太大的压力。长期处于不良的情绪状态会对女性神经内分泌系统的调节造成干扰，导致病情加重。

（5）勿将早期妊娠误认为是继发性闭经。

崩漏

崩漏是月经的周期、经期、经量出现严重失常的病症，本病发病急，多由情志抑郁、操劳过度、产后或流产后起居饮食不慎、房事不节等引起冲任二脉、肝肾失调。

大量出血者为"崩"；病势缓，出血量少，淋漓不绝者为"漏"。崩漏在发病过程中常互相转化，如崩血渐少，可能致漏，漏势发展又可转变为崩，故临床常以崩漏并称。可发生在月经初潮后至绝经的任何年龄，属妇科常见病，相当于西医的功能性子宫出血。

【临床表现】

由气虚造成的崩漏一般血色鲜红，患者面部苍白且浑身无力，稍微活动便会感觉喘不上气来。

由血热引起的崩漏一般都是突发性的，血色深红，患者面色红润但时常头晕，心理上易不由自主地感到烦躁，容易口渴，舌苔黄。

由血瘀引起的崩漏常如洪水一样波涛汹涌，不间断，有时候会突然流出很多血且伴有暗紫色的血块，患者常腹部疼痛难忍。

【灸疗原则】

气血两虚：崩漏反复发作，气随血去，导致气血两虚。治宜补气养血，固崩止漏。

脾肾两虚：素体脾虚或多产房劳伤肾，同时饮食不慎致脾胃受损，脾肾两虚则统摄无力而致崩漏。治宜补益脾肾，固崩止漏。

肝肾阴虚：素体阴虚或大病失血，精血两亏，冲任失养。治宜滋补肝肾,固崩止漏。

血热妄行:素体阳盛或情志不畅,郁而化火伤及冲任。治宜清热泻火,固崩止漏。

气滞血瘀:肝郁气滞,久滞血瘀,瘀阻胞宫,新血不得归经,离经之血妄行。治宜行气活血,固崩止漏。

【穴区处方——主穴】

命门穴区、关元穴区。

【穴区处方——配穴】

气血两虚:中脘穴区、足三里。
脾肾两虚:中脘穴区、三阴交。
肝肾阴虚:大敦、隐白、涌泉穴区。
血热妄行:行间、涌泉穴区。
气滞血瘀:期门、三阴交、太冲。

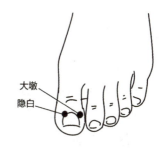

【灸疗疗程】

1次/天,10次为1个疗程,疗程间休息2~5天,共3~6个疗程。

【穴区灸法操作】

主穴区透灸,可觉热感透至胸腔、腹部、腰背及下肢,灸至灸感消失。
配穴区可觉热感透至深部,或扩散至整个腰腿部及下肢到脚部。
艾灸每周不少于5次,背腹部30~40分钟/次,四肢部10~20分钟/次。

【应急处理】

崩漏期可以重灸隐白穴,根据情况一天多次施灸,每次施灸30分钟或以上,有很好的固崩止漏作用。

【生活调摄】

(1)产后或流产后应保持起居、饮食、房事有节。
(2)生活上劳逸结合,睡眠要充足,保持精神愉快。
(3)恢复卵巢功能,调节月经周期,必要时应用药物进行止血。
(4)食疗建议:气血两虚,建议食芝麻粥或阿胶粥;气滞血瘀,建议食三七粉粥；脾肾两虚，建议食山药山萸粥或红米生地粥等。

带下病

带下病的主要病机是脏腑功能失常，湿从内生，或下阴直接感染湿毒虫邪，致使湿邪损伤任带，任脉不固，带脉失约，带浊下注胞中，流溢于阴窍，发为本病。

《诸病源候论·妇人杂病脉证诸候·带下候》："由劳伤血气，损动冲脉任脉，致令其血与秽液兼带而下也。"

取肝、脾、肾对应穴区施灸可以平肝泻热、健脾利湿、补肾强精、固涩止带、补益五脏。

【临床表现】

脾肾阳虚：白带长期量多，色白清冷如水，兼有全身怕冷，尿频。

肝火：白带量多，颜色黄，有臭味，舌苔黄腻，月经量增多或延长。

湿热：带黄色稠，甚至夹有血丝，味道恶臭，大便秘结，小腹疼痛。

寒湿：白带量多，色白如蛋清，无味道，兼有肢体困重，舌苔白腻。

【灸疗原则】

脾肾阳虚：治宜补益脾肾，固涩带下。

肝火：治宜清肝利胆，泻火止带。

湿热：治宜清热除湿，调经止带。

寒湿：治宜散寒除湿，温经止带。

感虫阴痒蚀烂者须配合阴道冲洗和纳药等外治法。

【穴区处方——主穴】

命门穴区、关元穴区、中脘穴区。

【穴区处方——配穴】

脾肾阳虚：肝脾穴区、隐白穴。

肝火：太冲、行间、涌泉穴区。

湿热：涌泉穴区。

寒湿：阴陵泉、三阴交。

【灸疗疗程】

1次/天，10次为1个疗程，疗程间休息2~5天，至少6~9个疗程。

【穴区灸法操作】

主穴区透灸，可觉热感透至胸腔并向腰腹部、腰背部、下肢部扩散，灸至灸感消失。

配穴区可觉热感透至深部，或扩散至整个腰腹部及下肢部到脚部。

艾灸每周不少于5次，背腹部30~40分钟/次，四肢部10~20分钟/次。

【生活调摄】

（1）多进行户外活动，增强身体免疫力。

（2）注意生活调养，避免劳累过度，房事有节。

（3）养成良好的生活习惯，注意经孕产期卫生。

（4）下腹部要保暖，防止风冷之邪入侵。

（5）饮食要有节制，少吃辛辣刺激的食物。

◯ 癥瘕

妇女下腹有结块，或胀、或满、或痛，称为癥瘕。癥，坚硬成块，固定不移，推揉不散，痛有定处，病属血分；瘕，痞满无形，时聚时散，推揉转动，痛无定处，病属气分。本病以气滞、血瘀、痰湿、湿热四型多见。

气滞型：七情所伤，肝气郁结，气血运行受阻，滞于冲任胞宫，结块积于小腹，成为气滞癥瘕。

血瘀型：经期产后，胞脉空虚，余血未尽之际，房事不节，或外邪侵袭，凝滞气血，或暴怒伤肝，气逆血留，或忧思伤脾，气虚而血滞，使瘀血留滞，瘀血内停，渐积成瘕。

痰湿型：素体脾虚，或饮食不节，损伤脾胃，健运失职，湿浊内停，聚而为痰，痰湿下注冲任，阻滞胞络，痰血搏结，渐积成瘕。

湿热型：经期产后，胞脉空虚，余血未尽之际，外阴不洁，或房事不禁，感染湿热邪毒，入里化热，与血搏结，瘀阻冲任，结于胞脉，而成癥瘕。

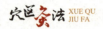

【临床表现】

气滞型：小腹有包块，积块不坚，推之可移，时聚时散，或上或下，时感疼痛，痛无定处，小腹胀满，胸闷不舒，精神抑郁，月经不调，舌红，苔薄，脉沉弦。

血瘀型：小腹有包块，积块坚硬，固定不移，疼痛拒按，肌肤少泽，口干不欲饮，月经延后或淋漓不断，面色晦黯，舌紫黯，苔厚而干，脉沉涩有力。

痰湿型：小腹有包块，按之不坚，或时作痛，带下量多，色白质黏稠，胸脘痞闷，时欲呕恶，经行愆期，甚或闭而不行，舌淡胖，苔白腻，脉弦滑。

湿热型：小腹有包块拒按，下腹及腰骶疼痛，带下量多，色黄或五色杂下，可伴经期提前或延长，经血量多，经前腹痛加重，烦躁易怒，发热口渴，便秘溲黄，舌红，苔黄腻，脉弦滑数。

【灸疗原则】

《灵枢·刺节真邪》："脉中之血，凝而留止，弗之火调，弗能取之。"治疗癥瘕以活血化瘀、软坚散结为主，佐以行气化痰，兼调寒热。

气滞型：治宜疏肝解郁，行气散结。

血瘀型：治宜活血破瘀，散结消癥。

痰湿型：治宜除湿化痰，散结消癥。

湿热型：治宜清热除湿，破瘀消癥。

【穴区处方——主穴】

命门穴区、关元穴区。

【穴区处方——配穴】

气滞型：肝脾穴区、合谷、太冲。

血瘀型：肝脾穴区、血海、三阴交。

痰湿型：中脘穴区、阴陵泉、丰隆。

湿热型：涌泉穴区、行间穴。

【灸疗疗程】

1次/天,10次为1个疗程,疗程间休息2~5天,共3~6个疗程。

【穴区灸法操作】

主穴区透灸,可觉热感透至腰腹部、腰背部及下肢部,灸至灸感消失。配穴区可觉热感透至深部,或扩散至整个腰腹部、腰背部、下肢部及脚部。艾灸每周不少于5次,背腹部30~40分钟/次,四肢部10~20分钟/次。

【生活调摄】

(1)避免过度进食而增加肠胃负担。少吃油腻、寒凉之物。饮食宜清淡,不吃生冷、辛辣刺激、易胀气的食物。

(2)保持心情舒畅,避免焦虑,保证充足的睡眠,养成良好的生活作息习惯。

(3)进行适量的有氧运动,如散步、慢跑或游泳等。

附:关元穴区验案分享

病例1 孙某,女,43岁,江苏省无锡市江阴市人。

主　　诉:痛经20余年。

现 病 史:患者从20岁开始患痛经,每次行经时疼痛剧烈,需吃止痛药缓解,心情抑郁,嗳气,情绪不稳定,严重影响正常工作和生活。

诊　　断:痛经,气血瘀滞型。

治疗原则:疏肝解郁,调经止痛。

选择穴区:命门穴区、关元穴区、肝脾穴区,配伍三阴交。

调理过程:先用手法在其八髎穴位置进行疏通,之后进行扶阳透灸,先取肝脾穴区、命门穴区施灸30分钟,患者没有明显感觉,40多分钟后开始有明显的透热感且热至小腹,此后灸关元穴区20多分钟,最后灸三阴交,灸完涂抹封穴膏,补充温开水。持续施灸一周后,患者反馈月经已至,且此次只有隐隐的疼痛感,患者非常满意。为巩固疗效,持续施灸,后期改为保健灸。

病例2 李某，女，47岁，云南省普洱市西盟佤族自治县人。

主　　诉：停经6月余。

现 病 史：患者经常月经提前，月经有血块，经期常伴腰痛、乳房痛。六个月前突然停经，浑身无力，脸色发黄，面部下垂严重，眼袋肿大，睡眠差，脾气暴躁易怒，家庭关系不和谐。

诊　　断：闭经，肝郁气滞型。

治疗原则：疏肝解郁，理气活血。

选择穴区：命门穴区、关元穴区。

调理过程：第1次灸完，微微出汗。施灸7次后，乏力症状明显减轻，气色好转。持续施灸30天，月经来潮，气色红润，脾气好转。后期施保健灸。

病例3 娜某，女，36岁，云南省普洱市人。

主　　诉：人工流产后，月经量大伴体虚。

现 病 史：患者两个月前做过一次人工流产，此后小腹疼且有褐色分泌物，随后又进行第二次清宫术，引起月经量大，面色黄白，倦怠乏力。

诊　　断：崩漏，气血两虚型。

治疗原则：调补元气，补血止漏。

选择穴区：关元穴区、命门穴区。

调理过程：先止漏再调养，重灸隐白穴、大敦穴，每天2~3次，每穴30分钟以上。施灸7天后，患者的分泌物恢复正常。改灸关元穴区、命门穴区、配伍合谷穴、血海穴。继续施灸3天，患者的贫血症状有所缓解。但灸至7天后出血量反复，并伴有血块和污秽物，小腹有隆起。子宫B超检查结果显示：宫腔内见6.4cm×6.6cm不均质回声区；血常规显示：轻中度贫血，HCG阳性。由此推断，胚胎残留物没有排净导致出血不止。继续施灸命门穴区、关元穴区，2天后，排出两根条索状肉条（13cm/16cm），遂至医院检查：子宫B超检查结果显示正常，血常规显示：轻度贫血、HCG阴性。继续施灸10天后，患者面色红润，精神面貌良好。为巩固疗效，后期施保健灸。

病例4 张某，女，37岁，湖南省湘潭市人。

主　　诉：子宫肌瘤，伴月经增多1年余。

现 病 史：医院B超检查显示子宫前壁见稍外突类圆形稍强回声团，子宫瘤体大小4.8cm×4.5cm，其边界清晰，内部回声不均。月经周期尚规律，但月经量增多1年余。经期7~8天，量多、色紫暗，血块量多，兼有头晕、烦躁。

诊　　断：癥瘕，气虚瘀滞证。

治疗原则：益气化瘀。

选择穴区：命门穴区、关元穴区。

调理过程：取命门穴区、关元穴区施灸，每个穴区30分钟，连续施灸15天后患者到医院复查，检查结果显示瘤体较以前明显变小。后改为隔天灸，一个月后复查，瘤体已经消失。后期改为保健灸。

病例5 栗某，女，34岁，四川省成都市金牛区人。

主　　诉：不孕2年，伴月经延期5天。

现 病 史：结婚5年，未避孕2年未孕，既往人工流产2次。一年前于医院行输卵管碘油造影检查，结果提示双侧输卵管通而不畅。平素怕冷，月经周期时有推后5~7天，经行3天左右，量少，色黑，夹有血块。经行前一周及经期两侧小腹坠痛，腰腹部冰凉，遇热则痛缓。经行前乳房胀痛，经净后减轻。

诊　　断：不孕，寒瘀互结，肾气亏虚型。

治疗原则：温肾益气，散寒化瘀。

选择穴区：关元穴区、命门穴区。

调理过程：取关元穴区、命门穴区施灸，同时配合盐炒后热敷小腹部，每天1次，每次30分钟。连用15天，患者自诉月经量稍有增多，色转红，血块减少，经前小腹坠痛及乳房胀痛感较前减轻，如此连续治疗3个月经周期后，嘱患者下次行经经净3天后去医院复查。检查结果提示双侧输卵管均已通畅。遂嘱患者继续施灸2个月后再备孕。施灸完成后随访一年，已怀孕，孕期无明显不适，后自娩一女婴，母女健康。

百会穴区

一、穴区整体描述

以百会穴为核心穴位,同时辐射具有主治一致性的临近穴位,形成协同增效的多穴位立体面作用区,叫百会穴区。

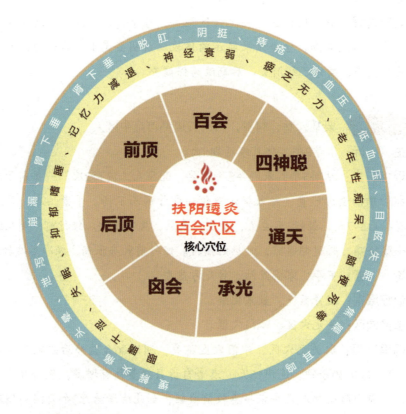

二、穴区包括穴位

主要穴位:百会、四神聪、前顶、后顶、囟会、承光、通天。

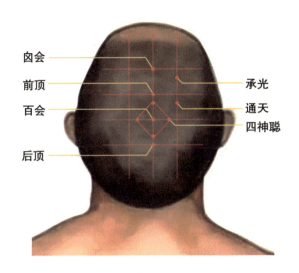

三、穴区方义

百会居巅上，属督脉之要穴，为"三阳五会"，贯通诸阳经内系于脑，在上能醒脑开窍，在中能宁心安神。既能升清阳举下陷，又能温阳以暖下元，不仅能平熄内风，又能疏散外风。故本穴是救急特效穴，为治疗神志病、风证、阳气虚损之要穴。

四神聪是经外奇穴，因位于百会穴四周，犹如四路神仙各守一方，而得其名。临床上常与百会穴配伍使用，可以调和气血阴阳、养心安神，用于治疗失眠等症；亦可升举中气、镇静安神、醒脑止遗，用于尿失禁等，还具有振奋元阳、益脑安神的作用，明显改善抑郁等。

前顶穴归属于督脉，配百会治目暴赤肿；后顶穴主治头、项、背、腰、胸、上肢、下肢阳经经脉的阳虚寒痹及气滞血瘀诸证。凡病机为督脉经气不足、少阴经脉虚寒、太阳经脉气失畅的病证都可选取后顶穴作为主治穴。后顶穴是督脉中15个"脉气所发"穴之一，是督脉之气现露于外的处所，是督脉发生变动、异常的重要反应穴位，也是激发督脉经气的重要施治穴位。

通天穴，是足太阳膀胱经穴。通指通达；天指位高，富有天象，通天之意，即指脉气经本穴通达天顶（百会穴）也。此穴具有通鼻窍、泄风热之功用，主要治疗五官科及神经系统疾病。

囟会穴配百会可以治疗嗜睡、神志不清；承光穴配百会穴可以治疗头痛。

四、穴区主治范围

缓解头痛、头晕、泄泻、崩漏、胃下垂、肾下垂、脱肛、疝气、阴挺、痔疮、高血压、低血压、目眩、焦躁、耳鸣、眼睛干涩、失眠、抑郁嗜睡、记忆力减退、神经衰弱、疲乏无力、老年性痴呆、脑梗死等。

五、病种与操作规范

◎ 气陷证

气陷证简称中气下陷,多指元气不足,脾气虚弱,升举无力,以致组织迟缓不收,脏器松弛脱垂的一类病证。中医认为气有固摄托举之用,不仅可以固摄津液,维持正常的代谢功能,还能固摄托举我们的内脏器官,从而使其维持在正常的生理位置并发挥正常的生理功能。由于现代人的生活环境和生活方式发生了改变,长期熬夜、运动匮乏、房事过度、压力过大、滥用药物、情志不疏、形寒饮冷等容易导致阳气不足、元气亏虚、脾气不升、中气下陷,气的固摄作用下降,不能固摄托举脏腑器官维持在正常的位置。脾居中焦,其气主升,若饮食劳倦伤脾,或久病损脾,皆可致脾阳虚陷,升提失司而出现下垂或下陷的症状。

《灵枢·经脉》:"陷下则灸之。"脾胃学说创始者李东垣认为"陷下者,皮毛不任风寒","天地间无他,唯阴阳二者而已,阳在外在上,阴在内在下,今言下陷者,阳气陷入阴气之中,是阴反居其上而复其阳,脉证俱见在外者,则灸之。"灸疗可以起到益气温阳、升阳举陷、安胎固经的作用,对卫阳不固、腠理疏松者均有很好的疗效。

【临床表现】

气陷多由气虚发展而来,若因先天不足或后天失养,或久病、重病、劳累过度、年老体弱等导致元气不足,将使气的推动、固摄、防御、气化等功能失司。气陷可见头晕眼花、神疲气短、舌质淡嫩、脉虚等气虚症状。

此外,中气亏虚,脾失健运,清阳不升,气陷于下,气虚无力升举,内脏位置不能维系,又见气坠或内脏下垂,如胃下垂、肾下垂、肝下垂等,或有脱肛、阴挺等症状。

【灸疗原则】

气坠者宜益气举陷,内脏下垂者宜升阳举陷。

《灵枢·经脉》:"盛则泻之,虚则补之,热则疾之,寒则留之,陷下则灸之。"

《灵枢·禁服》:"陷下者,脉血结于中,中有着血,血寒,故宜灸之。"

《灵枢·官能》:"经陷下者,火则当之。"

艾灸疗法具有温补中气、回阳固脱、温经通络之功效。凡寒凝血滞、无脉症、脏器下陷、久病虚寒等,均可施灸治疗。

【穴区处方——主穴】

百会穴区、阿是穴区。

【穴区处方——配穴】

中脘穴区、关元穴区、足三里。

【灸疗疗程】

1次/天,10次为1个疗程,疗程间休息2~5天,至少3~6个疗程。

【穴区灸法操作】

主穴区透灸,可觉热感透至头颈部并向胸腹部、腰背部传导,灸至灸感消失。

局部配穴可觉热感透至深部或扩散至整个胸腹部、下肢部,灸至灸感消失。

艾灸每周不少于5次,头面部20~30分钟/次,躯体部30~40分钟/次,四肢部10~20分钟/次。

【生活调摄】

(1)生活规律,避免熬夜,保持心情舒畅,注意劳逸结合。

(2)饮食宜清淡易消化,多吃富含维生素的食物,不吃生冷、油腻、辛辣刺激性食物,保持大便通畅。

(3)加强体育锻炼和户外活动,增强身体抗病能力。

◯ 阴挺

由于平时体质虚弱或产育过多，损伤脾肾，脾气不足，中气下陷，肾气亏损，以致带脉失约，冲任不固，无力维系胞宫，子宫韧带松弛，则子宫失去悬吊与支持，致使子宫位置下移，甚至脱出阴户之外，形如鸡冠、鹅卵，色淡红。多发于产后，故又有"产肠不收""子肠不收"之称。

【临床表现】

脾虚气陷者：自觉有块物自阴道脱出，下腹重坠，劳累或久站可加重，伴有腰部酸胀，小便频数而清长，白带增多或精神疲倦，心悸气短。

肾气亏虚者：腰酸腿软，小腹下坠，头晕耳鸣，阴道干涩不适，无白带，小便频数。

湿热下注者：子宫部分或全部脱垂于阴道外，长期摩擦而致破溃、感染，并伴有外阴肿胀、疼痛、黄水淋漓，小腹坠痛，白带增多发黄，身热口渴，小便灼热而赤，溲频而痛，或口苦咽干等。

【灸疗原则】

脾虚气陷：治宜益气健脾，升阳举陷，补气升提。
肾气亏虚：治宜温阳益气，固摄胞宫，益肾填精。
湿热下注：治宜健脾利湿，清泄热毒。

【穴区处方——主穴】

百会穴区、中脘穴区。

【穴区处方——配穴】

脾虚气陷：关元穴区、足三里、三阴交。
肾气亏虚：命门穴区。
湿热下注：涌泉穴区。

【灸疗疗程】

1次/天，10次为1个疗程，疗程间休息2~5天，共3~6个疗程。

【穴区灸法操作】

主穴区透灸，可觉热感透至头颈部、胸腹及下肢部，灸至灸感消失。

配穴区可觉热感透至深部，或扩散至整个腰背部、下肢部及脚部。

艾灸每周不少于5次，头部20~30分钟/次，背腹部30~40分钟/次，四肢部10~20分钟/次。

【生活调摄】

（1）保持心情愉悦，避免剧烈运动，适当休息。

（2）不可久蹲，避免重体力劳动。

（3）哺乳期不宜超过两年。

（4）清淡饮食，多喝水，多吃水果、蔬菜，避免便秘。

○ 痔疮

痔疮亦称为痔。脏腑本虚、气血亏损是痔的发病基础，情志内伤、劳倦过度、长期便秘、饮食不节、妇女妊娠等为痔的发病诱因。脏腑阴阳失调，气血运行不畅，经络受阻，燥热内生，热与血相搏，气血纵横，经脉交错，结滞不散而成。

【临床表现】

风伤肠络：便血、滴血或喷射而出，血色鲜红，或伴口干，大便秘结，舌红苔黄，脉数。

湿热下注：大便带血，血色鲜量较多，痔核脱出嵌顿，肿胀疼痛或糜烂坏死，口干不欲饮，口苦小便黄，苔黄腻，脉濡数。

脾虚气陷：肛门坠胀，痔核脱出，需用手托还，大便带血，色鲜红或淡红，病程日久，面色少华，神疲乏力，纳少便溏，舌淡，苔白，脉弱。

【灸疗原则】

风伤肠络：清热、凉血、祛风。

湿热下注：清热、利湿、止血。

脾虚气陷：健脾益气，升阳举陷。

《黄帝内经》："因而饱食，筋脉横解，肠澼为痔。"

《针灸资生经》："痔苦未深，尾闾骨下近谷道灸一穴，大称其验。"

据明代《类经图翼》记载，用隔姜灸治痔，即运用艾灸的温热效力通过俞穴的传导起到祛风除湿、扶元固脱、补益气血、濡养脏腑的作用。

【穴区处方——主穴】

百会穴区、阿是穴区。

【穴区处方——配穴】

风伤肠络：足三里、合谷、曲池。

湿热下注：上巨虚、足三里、涌泉穴区。

脾虚气陷：中脘穴区、足三里。

【灸疗疗程】

1次/天，10次为1个疗程，疗程间休息2~5天，至少2~5个疗程。

【穴区灸法操作】

主穴区透灸，可觉热感透至腰背部及下肢和双脚，灸至灸感消失。

局部配穴可觉热感透至深部或扩散至整个腰腹部、下肢到脚部，灸至灸感消失。

艾灸每周不少于5次，头面部20~30分钟/次，躯体部30~40分钟/次，四肢部10~20分钟/次。

【生活调摄】

（1）保持大便通畅，养成每天定时排便的习惯，临厕不宜久蹲努责。

（2）注意饮食调理，多喝水，适量摄入富含膳食纤维的食物，如瓜果、蔬菜、粗粮，避免吃油炸、辛辣、刺激、干燥的食物。

（3）避免久坐久卧，适当进行体育锻炼。

（4）保持肛周清洁卫生，避免着凉。

附：百会穴区验案分享

病例1 陈某，女，40岁，河南省郑州市巩义市回郭镇人。

主　　诉：脘腹坠痛2年余，伴见消瘦。

现病史：四年前，患者因患乳腺癌行手术治疗，术后行化疗。近两年来，患者饭后常觉脘腹坠胀而痛，站立行走时坠痛尤为明显，平卧则痛缓，并伴有肠鸣矢气、大便不调。患者因不敢尽意饱餐而日渐消瘦。查胃镜显示：慢性胃炎。上消化道X线钡餐透视显示：胃小弯切迹位于两髂嵴连线水平7cm，提示中度胃下垂。

诊　　断：胃下垂，中气下陷型。

治疗原则：益气升举。

选择穴区：百会穴区、中脘穴区，配伍足三里、三阴交。

调理过程：患者体质虚弱，经综合考虑后，予百会穴区、中脘穴区配合足三里、三阴交施灸，每个部位15分钟，每天1次；配合艾饼泡脚25分钟，每天1次。一个月后，患者体重增加2kg，脘腹坠胀、坠痛感明显减轻。后改为隔日灸，泡脚从前。坚持两个月后，复查上消化道X线钡餐透视：胃小弯下角切迹位于两髂嵴连线下2.5cm，提示轻度胃下垂，后改为保健灸。嘱其注意饮食及生活起居调养，随访一年，恢复良好。

病例2　宋某，男，37岁，成都市金牛区人。

主　　诉：痔疮，痔核脱出，伴大便疼痛、便血2月余。

现病史：患者患痔疮7年，两个月前加重，痔核脱出，大便时疼痛难忍，长时间便血导致患者贫血体虚。

诊　　断：痔疮，气虚下陷型。

治疗原则：益气升阳，固脱。

选择穴区：命门穴区、关元穴区、百会穴区、曲池。

调理过程：扶阳透灸命门穴区、关元穴区，手持灸百会穴区、曲池。因患痔疮日久，建议患者先灸30次的大疗程。前几次施灸灸效并不是很明显，待施灸至30次结束，痔核不再脱出，出血量明显减少。又施灸20次，患者排便不再出血，疼痛感完全消失。

风府穴区

一、穴区整体描述

以风府穴为核心穴位,同时辐射具有主治一致性的临近穴位,形成协同增效的多穴位立体面作用区,叫风府穴区。

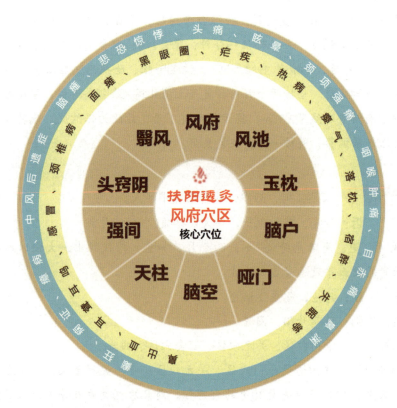

二、穴区包括穴位

主要穴位:风府、哑门、风池、翳风、天柱、玉枕、头窍阴、强间、脑空、脑户。

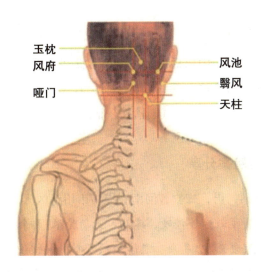

三、穴区方义

风府穴为风之府，是督脉与阳维脉的交会穴，同时也是治疗风症之要穴，尤其善治"内风"。经常刺激风府穴可起到通关开窍、散风熄风的作用。

翳风意为遮挡风邪，翳风穴对一切由邪风导致的疾病有效，善治诸多风疾。

风池穴为祛风要穴，能疏调少阳阳维之经气，又与阳维联系手足三阳之脉，会合于督脉，主一身之表，并循头入耳。该穴有祛风解表、清热发散、醒脑定神、平肝熄风、开窍化痰、清头目利五官七窍等功效。

哑门穴为回阳九针穴之一，通于舌根，为治哑疾之门户，同时还可以治疗中风、癫痫等。配风池、风府可以治疗中风失语、不省人事，以开窍、醒神、治昏厥；配风池可以治疗大脑发育不全。

天柱穴乃足太阳经络之气所入之处，且穴又位于头与脑之间的"头气街"中，主通行气血之输布，络脉之通畅，使头面五官、脑府诸窍得养，配风池穴治疗头痛。天柱穴属膀胱经穴，风池穴为手足少阳与阳维脉交会穴，一穴通多经，阳维脉维系诸阳经脉，天柱穴配风池穴，疗效益彰。天柱穴和玉枕穴位于枕后部，同属足太阳经，为足太阳经在口颊和眼部前后对应穴位，天柱穴与口颊部在同一水平线上呈前后对应，玉枕穴与眼部呈前后水平对应，对改善口眼歪斜大有益处。

四、穴区主治范围

癫狂、痫症、癔病、中风后遗症、脑瘫、悲恐、惊悸、头痛、眩晕、颈项僵痛、咽喉肿痛、目赤痛、鼻渊、鼻出血、耳鸣、耳聋、感冒、颈椎病、面瘫、黑眼圈、疟疾、热病、瘿气、落枕、宿醉、失眠等。

附：风府穴区验案分享

病例 赵某，男，17岁，河南省周口市川汇区人。

主　　诉：颈项歪斜，伴僵硬、疼痛，活动受限1月余。

现 病 史：因反复落枕1年余，患者颈项歪斜，伴僵硬、疼痛，活动受限1月余。查体见：右侧胸锁乳突肌有条索状结节，压痛明显，颈部旋转明显受限。

诊　　断：落枕，气血凝滞型。

治疗原则：益气活血，温通经络。

选择穴区：风府穴区，配伍肩髃、曲池。

调理过程：扶阳透灸风府穴区，手持灸肩髃、曲池，灸后当天患者自诉疼痛感减轻，颈部活动受限减轻。经与患者沟通，决定灸完一个大疗程30次。施灸到30次结束，患者反馈未再出现落枕情况，疼痛感完全消失，查体颈软，活动度良好。嘱患者注意避免风寒等外邪侵袭。

涌泉穴区

一、穴区整体描述

以涌泉穴为核心穴位，同时辐射具有主治一致性的临近穴位，形成协同增效的多穴位立体面作用区，叫涌泉穴区。

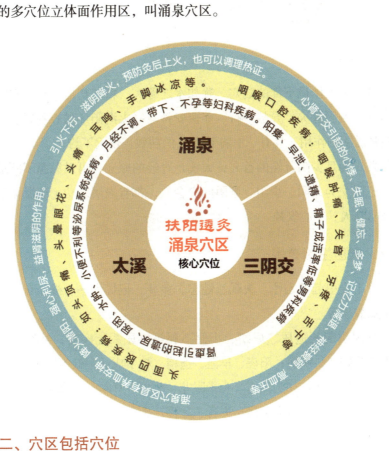

二、穴区包括穴位

主要穴位：涌泉、太溪、三阴交。

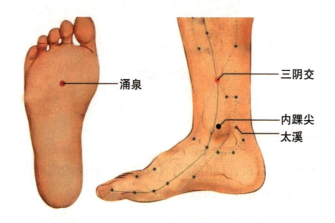

三、穴区方义

涌泉穴是人体最下部的腧穴，犹如水之源头，精气初出。涌泉穴区具有引火归元、滋阴降火、导热下行、养血安神、降火潜阳、强心利尿、升降血压、益肾滋阴的作用，具有"上病下治"的功效，使火不灼金。

涌泉穴为足少阴肾经的首穴；太溪是肾经的原穴，可以源源不断地滋养肾阴；三阴交为太阴、少阴、厥阴的交会穴，都有滋阴之功。刺激涌泉穴区可以滋阴降火、宁心安神。

四、穴区主治范围

心肾不交引起的心悸、失眠、健忘、多梦、记忆力差、神经衰弱、高血压、腰膝酸软等。

由肾虚引起的遗尿、尿闭、小便不利等泌尿系统疾病；月经不调、带下、不孕等妇产科疾病；阳痿、早泄、遗精、精子成活率低等男科疾病。

头面四肢疾病：如头顶痛、头晕眼花、头痛、耳鸣、手脚冰凉等。

咽喉口腔疾病：咽喉肿痛、失音、牙疼、舌干等。

附：涌泉穴区验案分享

病例1 刘某，女，32岁，河北省秦皇岛市山海关区人。

主　　诉：持续牙痛月余，不思饮食。

现 病 史：反复牙痛，此次左侧牙痛尤甚，西医诊断为牙周炎并予以治疗，但无明显效果，牙痛持续发作，迁延至今，现因牙痛不思饮食。

诊　　　断：牙痛，虚火上炎型。

治疗原则：引火归元。

选择穴区：中脘穴区、涌泉穴区。

调理过程：患者反复牙痛并非实火所致，多因下焦虚火上炎，取中脘穴区、涌泉穴区施灸，每天1次，以引火归元。施灸当天牙痛减轻，施灸5次后自诉牙痛消失，饮食恢复正常。随访至今，未再复发。

病例2 李某，女，59岁，湖北省武汉市人。

主　　　诉：失眠、多梦4年余，伴头晕乏力。

现 病 史：患者自退休后出现失眠症状，近四年来逐渐加重，每天睡眠不超过三小时且入睡困难，睡着则多梦，红绛舌且有裂纹，伴有头晕乏力、心悸不安、烦躁易怒等症状。

诊　　　断：不寐（失眠）。

治疗原则：益气养阴，引火归元。

选择穴区：中脘穴区、涌泉穴区。

调理过程：肾阴不足，不能上交于心，心肝火旺，虚热扰神，故心烦不寐，心悸不安。取中脘穴区、涌泉穴区施灸，首次施灸当晚，患者自诉睡眠良好，没有做梦，患者决定持续按疗程施灸。持续施灸到30次结束，患者反馈睡眠基本正常，未再出现心悸状况，脾气转好，精神状态良好。

阿是穴区

一、穴区整体描述

以阿是穴为核心穴位和具有主治一致性的临近穴位,形成协同增效的多穴位区域,叫阿是穴区。

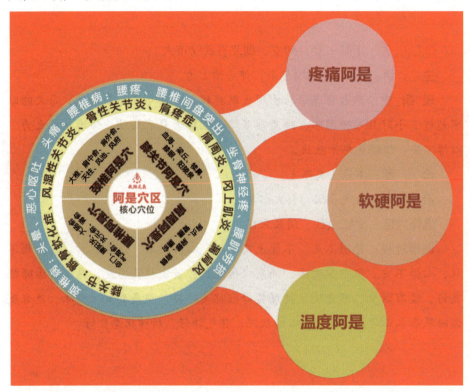

二、穴区包括穴位

主要穴位:温度阿是穴、疼痛阿是穴、软硬阿是穴。

三、穴区方义

阿是穴是以病痛局部或病痛的反应点作为穴位的一类腧穴。既无具体名称（所有的穴点都称阿是穴），又无固定位置（无论何处的穴点均称阿是），但对病症的治疗多有奇效。临床上医生根据按压时病人酸、麻、胀、痛、重、寒、热，或斑点、色变、硬变、肿胀的反应点或区域来予以临时认定。

四、穴区主治范围

阿是穴是由病理反射或病变部位的经脉气血不通所致，主要表现为局部的酸、麻、胀、痛、重、寒、热，或斑点、色变、硬变、肿胀等症状。阿是穴在经、在穴、在络、在筋、在肉，都会影响经络功能，阻塞经气运行。重点施术于阿是穴可疏通经络，激发气血运行，充分发挥经络作用。阿是穴可作为主治穴，与其他穴相配合。

五、病种与操作规范

◯ 风疹

皮肤上出现大小不等、形状不一的风团，成块或成片，高起于皮肤，边界清楚，颜色或红或白，瘙痒异常，发病迅速，消退亦快，反复发作，消退后不留痕迹。若发病急重，会导致腹痛、腹泻，甚则出现呼吸困难。

风疹与肺气虚，风邪趁虚而入有关。风邪由口鼻而入，郁于肺卫，蕴于肌腠，与气血相搏，气血虚弱，腠理空虚，卫气失固而致风疹。亦有因某些食物、药物、异味、虫积、感染等因素发于皮肤所致。本病的发生多与肺、脾、胃、三焦有关。

《素问·阴阳应象大论》："西方生燥，燥生金，金生辛，辛生肺，肺生皮毛，皮毛生肾。"

《灵枢·本脏篇》："肾合三焦膀胱，三焦膀胱者，腠理毫毛其应也。"

《医宗金鉴·刺灸法心法要诀》："凡灸诸病，必火足气到，始能求愈。"

【临床表现】

邪郁在表：发热，恶风，喷嚏，流涕，伴有微咳，精神倦怠，胃纳欠佳，疹色浅红，先起于头面、躯干，随后遍及四肢，分布均匀，稀疏细小，2~3天消退，有痒感，耳后及枕部痰核肿大，苔薄白，舌质偏红。

邪毒内盛：高热，口渴，心烦不宁，疹色鲜红或紫暗，疹点较密，便黄少，舌质红、苔黄糙。

【灸疗原则】

邪郁在表：治宜疏风清热。

邪毒内盛：治宜清热解毒。

【穴区处方——主穴】

阿是穴区、心肺穴区。

【穴区处方——配穴】

风邪袭表：风池、曲池。

胃肠积热：中脘穴区、涌泉穴区。

血虚风燥：涌泉穴区、血海。

【灸疗疗程】

1次/天，10次为1个疗程，疗程间休息2~5天，至少2~3个疗程。

【穴区灸法操作】

主穴区透灸，可觉热感透至胸腹部、腰背部及下肢部，灸至灸感消失。配穴区可觉热感灸至深部，扩散至整个胸腹部、腰背部及下肢部。

艾灸每周不少于5次，头部20~30分钟/次，背腹部30~40分钟/次，四肢部10~20分钟/次。

【辅助疗法】

艾灸调理的同时配合神阙穴拔罐，效果更好。

操作方法：平躺体位，迅速将火罐扣在神阙穴上，留罐5~10分钟后取下，按照同样方法，连续操作三次为一组，每日一组。

【生活调摄】

（1）保持乐观情绪，适当运动，以增强身体抵抗力。

（2）起居有常，多食蔬果，忌食如虾、蟹等过敏性食物。

（3）避免受风寒，可取适量香菜根洗净切段，煮5分钟，调上蜂蜜，连吃带饮。

🜂 冻疮

本病是由阳气不足，外感寒湿之邪伤及肌肤皮肉，使气血运行不畅，瘀血阻滞而致。其症多见手足、耳郭、颜面等暴露在寒冷条件下的部位，出现紫斑、水肿等。

【临床表现】

一般有全身性冻伤和局部性冻伤之分。

全身性冻伤：寒为阴邪，易伤阳气，寒主凝滞收引。阴寒过盛，阳气受损，失去温煦和推动血行作用，则为寒战，体温逐渐下降，面色苍白，唇舌、指甲青紫，感觉麻木，神疲乏力，或昏睡，呼吸减弱，脉迟细，如不救治，易致死亡。

局部性冻伤：多发生于手、足、耳郭、鼻尖和面颊部。初起时局部苍白、冷麻，继则肿胀青紫，痒痛灼热，或出现大小不等的水疱。重则受冻部位皮肤亦呈苍白，甚则暗红漫肿，水疱破后创面紫色，出现腐烂或溃疡，乃至损伤肌肉筋骨而呈干燥黑色，亦可因毒邪内陷而危及生命。

【灸疗原则】

全身性冻伤：治宜活血祛寒，温经通络。

局部性冻伤：治宜温阳散寒，调和营卫。

《普济方·卷三百·上部疮门·手足冻疮》："夫经络气血，得热则淖泽，得寒则凝涩。冬时严寒，气血凝聚不流，则皮肉不温。"艾灸借艾火的纯阳热力和药力给人体以温热性刺激，起到温经通痹、行气活血、消瘀散结的作用，对血寒运行不畅，留滞凝涩引起的病证，效果甚为显著。

【穴区处方】

阿是穴区、关元穴区、命门穴区。

【灸疗疗程】

1次/天，10次为1个疗程，疗程间休息2~5天，至少3~6个疗程。

【穴区灸法操作】

主穴区透灸，可觉热感透至胸腹部、腰背部及下肢部局部，灸至灸感消失。

艾灸每周不少于5次，胸腹部、腰背部20~30分钟/次，局部40~50分钟/次。

【生活调摄】

（1）加强适合自身条件的体育锻炼，如练气功、跳舞、跳绳等。

（2）每天于洗手、脸、脚的间隙，揉擦皮肤至微热。

（3）在夏季提前预防，用生姜、花椒等煮水泡洗，天气转凉后食用温热性食物。

褥疮

褥疮多由气血虚弱，气滞血瘀所引起。《外科启玄》："席疮乃久病着床之人挨擦磨破而成。"由于长期卧床久病，终致气血亏虚瘀滞，筋脉濡养缺失，血败肉腐，酝酿成疮，绵延难愈合。

褥疮多发生于无肌肉包裹或肌肉层较薄、缺乏脂肪组织保护而又经常受压的骨隆突处。如骶尾骨、坐骨结节、股骨粗隆、足外踝及足跟处等。

艾灸不仅可以改善创面周围组织的微循环，还可以促进残存上皮细胞组织的快速生长，起到提毒外出、祛腐生肌、清热解毒的作用。

【临床表现】

受压局部初期会出现皮肤颜色改变、水肿，继而出现水疱、糜烂、溃疡，严重者甚至会出现皮肤坏死，深达肌肉、骨骼。

一期：瘀血红润期，以局部皮肤暗红色、肿胀、灼热、疼痛为主症。

二期：炎性浸润期，以局部皮肤紫红色、水肿为主症，可见皮下硬结。水肿甚时出现水疱，水疱破溃可引发感染。

三期：浅度溃疡期，是褥疮比较严重的阶段，治护均比较困难。

四期：坏死溃疡期，应主去除坏死组织，并促进肉芽组织的生长，先用生理盐水清洗创口，再用络合碘对创口消毒。

【灸疗原则】

气血虚弱：治宜补益气血，通络润肤。

气滞血瘀：治宜益气化瘀，透脓止痛。

【穴区处方——主穴】

阿是穴区。

【穴区处方——配穴】

气血虚弱：中脘穴区、足三里、血海。

气滞血瘀：肝脾穴区、血海、太冲。

【灸疗疗程】

1次/天，10次为1个疗程，疗程间休息2~5天，共3~6个疗程。

【穴区灸法操作】

主穴区透灸，自觉热感透向褥疮部位及腰骶部，并向下肢传导，灸至红热感明显。

配穴区定位准确，灸至热感传导扩散至胸腹腔、腰骶部及下肢。

每周不少于5次，躯干及阿是穴区20~30分钟/次，四肢穴位10~20分钟/次。

【生活调摄】

（1）保持正确的体位，增加翻身次数，适当按摩，避免局部过度受压。

（2）避免局部皮肤刺激，内衣宜清洁干燥，柔软透气，床单宜整洁平整，无皱折、碎屑。

（3）保持轻松、愉悦的心情，避免精神紧张，焦虑不适。

（4）合理膳食，保持良好的饮食习惯。

（5）忌食辛辣，忌浓茶、烟酒。

附：阿是穴区验案分享

病例1 陈某，女，40岁，辽宁省鞍山市人。

主　　诉：胸背多发红色凸起皮肤丘疹多年，伴瘙痒。

现 病 史：患慢性盆腔炎5~6年，白带色黄有味，小腹胀痛，曾口服中药及静脉用消炎药，但停药后不久便复发。2019年5月初，患者突发胃痉挛，服用止痛药后第二天出现皮肤丘疹并瘙痒难忍，以身体各部多见，面部很少。后于山西省某医院就诊，诊断为麻疹，建议口服西替利嗪。服药后症状缓解，但一停药症状就又加重。查：前胸后背及四肢皮肤可见数十个大小不等的红色凸起丘疹，身上有多处抓痕。

诊　　断：风疹（荨麻疹），血虚风燥证。

治疗原则：养血，熄风，止痒。

选择穴区：风府穴区、肝脾穴区、关元穴区、阿是穴区。

调理过程：患者机体免疫力低下并伴过敏体质，遂取风府穴区、肝脾穴区、关元穴区、阿是穴区施灸，每天1次。治疗5天后，丘疹消退，瘙痒消失。治疗15天后，妇科症状减轻，腹痛、腹胀减轻。连续施灸一个月，患者痊愈，随访至今未再复发。

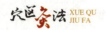 李某，男，50岁，新疆石河子市人。

主　　诉：左侧臀部褥疮，少量脓液20多天，伴有臭味。

现 病 史：患者中风偏瘫卧床3月余，20天前臀部皮肤出现一块红斑，约拳头大小，渐渐变黑、坏死，并向深部溃烂，用龙胆紫及气圈治疗未能控制，要求中医药治疗。患者体形偏瘦，左半身完全瘫痪，左侧臀部褥疮面积约为4.0cm×3.0cm，深约2.0cm，创面中间有大块坏死，腐肉未脱，疮口肉芽黯红，无光泽，有少量脓液，伴有臭味，另有一块皮肤黯红，未破溃。辨用褥疮Black（1994）分期标准为Ⅲ期褥疮。

诊　　断：褥疮，气血两虚型。

治疗原则：益气化瘀，透脓止痛。

选择穴区：肝脾穴区、臀部阿是穴区。

调理过程：先将患者的大块腐肉去掉，继以3%双氧水和生理盐水涡流式冲洗，冲洗干净后用电吹风将创面吹干，取褥疮膏均匀敷于创面，厚度约为0.5cm，以无菌油纱布和无菌干敷料覆盖、固定，使用气圈配合。另外于肝脾穴区、臀部阿是穴区施灸，每个穴区20分钟，经治3天后创面开始收敛，肉芽红活，有少许浓汁。6天后有少量新肉生长，无浓汁分泌。9天后肉芽生长旺盛，四周明显收束，面积约为3.0cm×2.0cm，深约1.0cm，周围皮色正常。应用上述方法28天后患处治愈。

第六讲 穴区灸法与"三高症"

消渴（高血糖）

消渴是由于先天禀赋不足，复因情志失调、饮食不节等原因所导致的以阴虚燥热为基本病机，以多尿、多饮、多食、乏力、消瘦或尿有甜味为典型临床表现的一种疾病。

消渴的病机主要在于阴津亏损，燥热偏盛，且以阴虚为本，燥热为标，两者互为因果，阴愈虚则燥热愈盛，燥热愈盛则阴愈虚。消渴症的病变脏腑主要在肺、胃、肾，尤以肾为关键。

以肺燥为主，肺主气为水之上源，输布津液。肺受燥热所伤，则津液不能输布而直趋下行，随小便排出体外，故小便频数量多；肺不布津则口渴多饮，多饮症状较突出，称为"上消"。

以胃热为主，胃为水谷之海，主腐熟水谷，脾为后天之本，主运化，为胃行其津液。脾胃受燥热所伤，胃火炽盛，脾阴不足，则口渴多饮，多食善饥；脾气虚不能转输水谷精微，则水谷精微下流注入小便，故小便味甘；水谷精微不能濡养肌肉，故形体日渐消瘦，多食症状较为突出，称为"中消"。

以肾虚为主，肾为先天之本，主藏精而寓元阴元阳。肾阴亏虚则虚火内生，上燔心肺则烦渴多饮，中灼脾胃则胃热消谷，肾失濡养，开阖固摄失权，则水谷精微直趋下泄，随小便而排出体外，故尿多味甜，多尿症状较为突出，称为"下消"。

【临床表现】

上消——肺热津伤型：烦渴多饮，多食易饥，口干尿多，舌边尖红，脉洪数，舌红苔薄黄。

中消——胃热炽盛型：多食易饥，口渴，尿多，形体消瘦，大便干燥，苔黄。

下消——肾阴亏虚型：尿频量多而浑浊，口干腰酸，心烦不寐，舌红少苔，脉沉细。

【灸疗原则】

消渴虽有在肺、胃、肾的不同，但常常互相影响，如肺燥津伤，津液失于输布，则脾胃不得濡养，肾精不得滋助；脾胃燥热偏盛，上可灼伤肺津，下可耗伤肾阴；肾阴不足则阴虚火旺，亦可上灼肺胃，终至肺燥、胃热、肾虚，故"三多"之症常可相互并见。

肺热津伤：治宜清热润肺，生津止渴。

胃热炽盛：治宜清消胃火，和中养阴。

肾阴亏虚：治宜滋阴固肾，固摄下元。

《备急千金要方·卷二十一·消渴》："消渴咽喉干，灸胃管下输三穴各百壮……，消渴咳逆，灸手厥阴随年壮。"《备急千金要方·卷十三·燥门》："消渴灸法秘方，近世医者，不审病证从何而得，不得虚实，每以补药报之，遂致不救，可惜也……又灸法甚妙。"

【穴区处方——主穴】

命门穴区、中脘穴区。

【穴区处方——配穴】

肺热津伤：涌泉穴区，配合少商穴、商阳穴刺血。

胃热炽盛：涌泉穴区、足三里。

肝肾阴虚：关元穴区、涌泉穴区。

【灸疗疗程】

1次/天，10次为1个疗程，疗程间休息2~5天，至少8~10个疗程。

【穴区灸法操作】

主穴区透灸，可觉热感透至胸腔及腰背部向下肢传导，灸至灸感消失。

配穴区可觉热感透至深部或扩散至整个胸腹部、腰背部及下肢部，灸至灸感消失。

艾灸每周不少于5次，躯体部30~40分钟/次，四肢部10~20分钟/次。

【生活调摄】

（1）注意血糖监测，依据血糖的波动情况调整降糖方案。

（2）餐后半小时进行适当运动，如走路、慢跑、游泳等。

（3）饮食宜清淡，减少糖分的摄入，避免油炸食物。可多吃南瓜、苦瓜、燕麦片等食物。

附：验案分享

病例 吴某，女，65岁，江苏省无锡市江阴市人。

主　　诉：高血糖10余年。

现 病 史：10年前，患者体检出高血糖，开始服药进行降糖治疗，有糖尿病家族遗传病史，血糖常控制在9.0mmol/L左右，身体沉重，头晕，睡眠不好，气色也差。

诊　　断：消渴。

治疗原则：温通经脉，生津养阴。

选择穴区：命门穴区、中脘穴区、足三里。

调理过程：第1次灸完，患者感觉身上轻松。第10次灸完，患者脸色红润通透，睡眠好了很多。灸完20次后，整个人的精神状态非常好，空腹血糖降至8.0mmol/L，更加坚定了患者艾灸调理的信心，为巩固疗效，后期持续施保健灸。

高血压

高血压是最常见的心血管疾病之一，也是导致脑卒中、冠心病、心力衰竭等疾病的重要危险因素。在未使用降压药物的情况下，三次非同日测量血压值均高于正常，即收缩压≥140mmHg，舒张压≥90mmHg，即可诊断

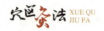

高血压。

高血压多由情志失调，机体阴阳平衡失调，复加长期精神紧张、忧思恼怒，或过嗜酒辣肥甘，内伤虚损，而致心肝阳亢或肝肾阴虚，其病位在肝、肾，又可互为标本。

【临床表现】

阴虚阳亢：眩晕头痛，五心烦热，心悸失眠，耳聋健忘，舌红苔少等。

阴阳两虚：眩晕耳聋，心悸气短，畏寒肢冷，夜尿频多，舌红苔少等。

肝阳上亢：眩晕耳鸣，急躁易怒，头痛且胀，肢麻震颤，失眠多梦，舌红苔黄等。

痰浊上蒙：头晕耳鸣，头重如裹，胸闷作恶，呕吐痰涎，形体肥胖，舌胖苔腻等。

【灸疗原则】

阴虚阳亢者，脑失所养。治宜滋阴潜阳。

阴阳两虚者，阴精不足，无以化气。治宜滋养肝肾，调和阴阳。

肝阳上亢者，肝火旺动。治宜平肝泻火，清肝潜阳。

痰浊上蒙者，肥甘厚腻，脾湿健运。治宜祛痰化湿，温经通络。

【穴区处方——主穴】

关元穴区、肝脾穴区。

【穴区处方——配穴】

阴虚阳亢：涌泉穴区、太冲。

阴阳两虚：命门穴区、涌泉穴区。

肝阳上亢：风池、太冲。

痰浊上蒙：百会穴区、中脘穴区、丰隆。

【灸疗疗程】

1次/天，10次为1个疗程，疗程间休息2~5天，至少8~10个疗程。

【穴区灸法操作】

主穴区透灸，可觉热感透至胸腔及腰背部向下肢传导，灸至灸感消失。

配穴区可觉热感透至深部或扩散至整个胸腹部、腰背部及下肢部，灸至灸感消失。

艾灸每周不少于5次，躯体部30~40分钟/次，四肢部10~20分钟/次。

【生活调摄】

（1）定期监测血压并记录测量结果，以便了解血压状况，及时进行降压治疗。

（2）坚持低盐、低脂饮食，减少高盐食物的摄入，多吃新鲜的蔬菜水果，多吃富含纤维素的食物。戒烟戒酒，避免喝浓茶、咖啡、刺激性饮料，防止血压升高。

（3）建议进行适度的有氧运动，如快走、游泳、骑自行车等，每天可以保持半小时以上的运动时间。

（4）控制体重在标准范围以内，肥胖容易导致高脂血症，引起血液黏稠度增高，增加血压升高的风险。

（5）避免紧张、焦虑、激动的情绪，这些情绪容易引起血管收缩，造成心脏供血不足，引起心脑血管疾病的发生。

附：验案分享

病例 焦某，女，65岁，山东省菏泽市东明县人。

主　　诉：间断性头晕多年，加重10天。

现 病 史：患者自述多年前出现头晕症状，头重如裹，伴面赤、耳鸣、心烦易怒，偶有心悸、腰膝酸软，一年前被诊断为高血压，平日口服缬沙坦分散片80mg，血压波动为（140~179）/（70~109）mmHg。

诊　　断：高血压。

治疗原则：滋补肝肾。

选择穴区：涌泉穴区，配伍人迎、曲池、合谷针刺。

调理过程：采用艾灸配合针刺的疗法，每天1次。患者取平卧位，休息5分钟后测量血压，即针刺前即刻血压。患者充分暴露颈部，人迎穴垂直进针，缓缓刺0.5~1.0寸（同身寸），见针体随脉搏动而摆动，施以捻转手法，即医者采用面向病人的体位，以任脉为中心，拇指捻转作用力为向心方向，施以小幅度（＜90°）、高频率（＞120r/min）捻转手法1分钟，留针30分钟；合谷、太冲穴垂直进针0.8~1.0寸，施以捻转泻法，即医者采用面向病人的体位，以任脉为中心，拇指捻转作用力为离心方向，施以大幅度、低频率捻转手法1分钟，留针30分钟。针刺完成后，涌泉穴区施灸20分钟。全部完成后，患者仍取平卧位再次测量患者血压。治疗一个月后药物减量。

高血脂

由于饮食不节、情志失调及年老体衰等因素，致使人体脾胃受损，失运生痰，日久成瘀而滞留体内，也可化为脂浊留存体内成病。多与肝、脾、肾三脏有关，属中医的痰湿、血瘀、胸痹、眩晕等范畴。

《儒门事亲》："夫膏粱之人……酒食所伤，胀闷，痞膈醋心。"

【临床表现】

脾虚痰积：体胖虚松，倦怠乏力，胸脘痞满，头晕目眩，便溏，舌胖，苔白厚。

胃热腑实：形体肥硕，烦热纳亢，口渴便秘，舌苔黄腻或薄黄。

痰瘀滞留：眼睑处或有黄色瘤，胸闷，头晕胀痛，肢麻或偏瘫，舌暗有瘀斑，苔白腻。

肝肾阴虚：体瘦，头晕目花，健忘，腰酸膝软，失眠，五心烦热，舌红苔薄或少。

【灸疗原则】

养肝柔肝、补肾、健脾、滋阴之法常可以达到降低血脂的目的。

脾虚痰积：治宜益气健脾，除湿化痰。

胃热腑实：治宜清胃泻热，通腑导滞。

痰瘀滞留：治宜活血祛瘀，化痰降脂。

肝肾阴虚：治宜滋补肝肾，养阴降脂。

第六讲 穴区灸法与"三高症"

【穴区处方——主穴】

命门穴区、中脘穴区。

【穴区处方——配穴】

脾虚痰积:阴陵泉、丰隆。

胃热腑实:内庭、足三里。

痰瘀滞留:曲池、丰隆。

肝肾阴虚:涌泉穴区、太冲。

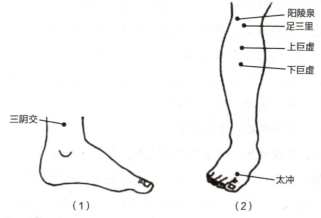

【灸疗疗程】

1次/天,10次为1个疗程,疗程间休息2~5天,至少8~10个疗程。

【穴区灸法操作】

主透灸,可觉热感透至胸腔及腰背部向下肢传导,灸至灸感消失。

配穴区可觉热感透至深部或扩散至整个胸腹部、腰背部及下肢部,灸至灸感消失。

艾灸每周不少于5次,躯体部30~40分钟/次,四肢部10~20分钟/次。

【生活调摄】

(1)高血脂病人的日常饮食应以低脂、低胆固醇和高维生素、高纤维素的食物为主,如瘦肉、蔬菜、粗粮等。避免食用过多高脂肪、高胆固醇食物,如动物内脏、蛋黄、肥肉等。

(2)高血脂病人应保持积极乐观的心态,进行适当的有氧运动,如散步、慢跑、游泳、健身操等，以促进脂肪代谢，增强免疫力。

（3）香烟中的尼古丁会损伤血管内皮，导致血管硬化，使血脂升高。饮酒会增加肝脏的代谢负担，导致血脂水平升高。高血脂病人应戒烟戒酒，保持健康的生活习惯。

附：验案分享

病例 朱某，女，45岁，陕西省太原市人。

主　　诉：身体明显疲乏困倦3月余，伴体重增加。

现 病 史：三个月前，患者自觉身体疲乏困倦伴体重增加，大便干结，3~5日一行。医院血液生化检查结果显示：血清总胆固醇（TC）8.59mmol/L，血清甘油三酯（TG）2.77mmol/L，查体：上腹部按压较充实，有轻度压痛。

诊　　断：高血脂症，胃热腑实证。

治疗原则：清胃泻热，通腑导滞。

选择穴区：中脘穴区、配伍足三里施灸，内庭穴刺血。

调理过程：中脘穴区施灸20分钟，足三里施灸15分钟，每日1次，配合内庭穴刺血，3日1次。连灸一周后，上腹部压痛感基本消失。后继续施灸一月余，患者体重减轻，诸症改善。后期持续施保健灸。

第七讲　穴区灸法与其他技法

穴区灸法加小儿推拿

小儿推拿又称小儿按摩，是建立在中医学整体观念的基础上，以阴阳五行、脏腑经络、卫气营血等学说为理论指导，运用各种手法刺激穴位，以达到防病和治病的目的。适用于12岁以内的小儿，7岁以内推拿效果较好，3个月以内的婴儿效果尤佳。

艾灸加小儿推拿的综合调理方案能够结合艾灸和小儿推拿的双重优势，互相弥补，互相促进，相得益彰，可以对诸多小儿常见病起到事半功倍的调治效果。

选择推拿介质，如姜水（汁）、麻油、按摩油、红花油及护肤营养油（膏）等，选用轻柔深透、平稳着实的手法，按照推拿的次数（时间）、疗程、强度（轻重）、频率（速度）及方向来综合应用补泻之法。针对小儿外易感时邪、内易伤饮食，且病易化热，常选用解表、清热和消导等手法。

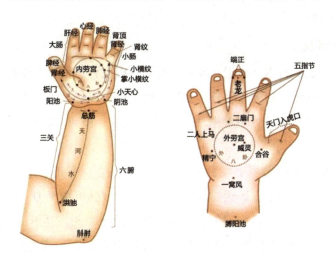

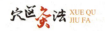

操作部位：四肢穴位、胸腹部穴位、腰背部穴位、头面部穴位。

操作强度：先轻后重。

选用上肢穴位时，只需在一侧操作，且多取左上肢；选用下肢穴位时，双侧均可操作。

一、小儿五迟、五软

小儿由于先天不足，或后天失养，或病后愈差，致使精血不足，脑髓失充，五脏六腑、筋骨肌肉、四肢百骸失养，形成亏损之证。

《医宗金鉴·幼科杂病心法要诀》："小儿五迟之证，多因父母气血虚弱，先天有亏，致儿生下筋骨软弱，行步艰难，齿不速长，坐不能稳，要皆肾气不足之故。先用加味地黄丸滋养其血，再以补中益气汤调养其气。又足少阴为肾之经，其华在发，若少阴之血气不足，即不能上荣于发，苣胜丹主之。又有惊邪乘入心气，至四五岁尚不能言语者，菖蒲丸主之。"

《保婴撮要·五软》："五软者，头项、手、足、肉、口是也。夫头软者脏腑骨脉皆虚，诸阳之气不足也。乃天柱骨弱，肾主骨，足少阴、太阳经虚也。手足软者，脾主四肢，乃中州之气不足，不能营养四肢，故肉少皮宽，饮食不为肌肤也。口软者，口为脾之窍，上下龈属手足阳明，阳明主胃，脾胃气虚，舌不能藏，而常舒出也。夫心主血，肝主筋，脾主肉，肺主气，肾主骨，此五者皆因禀五脏之气虚弱，不能滋养充达，故骨脉不强，肢体痿弱，源其要总归于胃。"

【临床表现】

五迟指立迟、行迟、语迟、发迟、齿迟，以发育迟缓为主要特征。

五软指头项软、口软、手软、足软、肌肉软，以痿软无力为主症。

五迟、五软均属于小儿生长发育障碍的病症，既可单独出现，也常互为并见。

肝肾亏损：筋骨萎弱，发育迟缓，坐起、站立、行走、生齿等明显迟于正常同龄小儿，头项萎软，天柱骨倒，舌淡苔少，脉沉细无力。

心脾两虚：言语迟钝，精神呆滞，智力低下，头发生长迟缓，发稀萎黄，四肢萎软，肌肉松弛，口角流涎，咀嚼吮吸无力，或见弄舌，纳食欠佳，大便多秘结，舌淡苔少，脉细。

【灸疗原则】

五迟、五软均属弱证，补为治疗大法。

肝肾亏损：肝肾不足，不能荣养筋骨，筋骨牙齿不能按期生长发育，故见立迟、行迟、齿迟、头项软之症。治宜补肾养肝。

心脾两虚：心主神明，言为心声，心气虚弱，故言语迟钝，智力低下。心主血，脾生血，发为血之余，血不荣发，故发迟难长。脾主四肢肌肉，开窍于口，摄取精微化生气血，脾虚生化乏源，气血不荣脏腑肌肤，故四肢萎软，现手足失用，肌软无力，口流清涎，咀嚼吮吸无力，纳食欠佳，大便多秘结，舌淡苔少，脉细，气血虚弱之象。治宜健脾养心，补益气血。

【穴区处方——主穴】

中脘穴区、命门穴区。

【穴区处方——配穴】

心脾两虚：心肺穴区。

肝肾亏损：肝脾穴区、涌泉穴区。

【灸疗疗程】

5~7次为1个疗程，疗程间休息2~3天，至少8~10个疗程。

【穴区灸法操作】

2岁以内的孩子，每穴艾灸15分钟左右，至温热，皮肤微红即可。

3~5岁的孩子，每穴区可以艾灸20分钟左右，也可以于大椎穴和身柱穴灸20~30分钟。

6~12岁的孩子，可每穴区艾灸30分钟左右。

【推拿操作】

选择推拿介质，如护肤营养油（膏）、麻油等。

补脾：300~500次。

清胃：300~500次。

清补肝：300~500次。

补肾：300~500次。

揉肚子：3~5分钟。

捏脊：5~10遍。

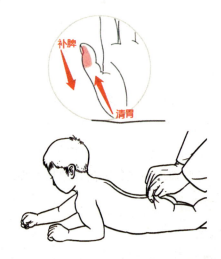

【生活调摄】

（1）孕妇孕期注意养胎、护胎，均衡营养，忌滥用药物。

（2）大力宣传优生优育知识，禁止近亲结婚，避免发生遗传性疾病。

（3）婴幼儿应合理母乳喂养，冷暖适宜，避免食积和腹泻。

（4）可采用添加食用板栗泥、核桃泥、蛋皮鸡肝粥、蔬果泥、米油等膳食疗法。

二、小儿多动症

小儿多动症主要表现为神不宁、志无恒、情无常、性急躁，系由动静变化有所失制，阴静不足，阴不制阳，而阳动有余，阴阳失调所致。其病因为脏腑功能失调，涉及心、肝、脾、肾四脏。

《素问·阴阳应象大论》："阴静阳躁。……阴在内，阳之守也，阳在外，阴之使也。"

《灵枢·邪客》："心者，五脏六腑之大主也，精神之所舍也。"《素问·灵兰秘典论》："心者，君主之官也，神明出焉。"心主血藏神，心阴不足，则心火有余，而现心神不宁，多动不安。小儿生机旺盛，阳常有余，心火易亢。

《灵枢·本神》："肝藏血，血舍魂。"肝体阴而用阳，其志怒，肝肾阴虚，肝阳上亢，则致注意力不集中，性情冲动执拗。小儿发育迅速与否与肝的关系极为密切。

脾属土，为至阴之脏，其性静，藏意，乃为后天之本。脾失濡养则静谧不足，可表现为兴趣多变，言语冒失，心猿意马，不能自控，任性，动作粗鲁，兴奋不安等肝阳偏旺之症。

肾为先天之本，主藏精，为水脏。肾水肝木，水不涵木，肝阳自旺，则见烦躁易怒、冲动任性；肾水心火，若肾水亏乏则心火独旺，可致心神不宁；肾为先天，脾为后天，后天养先天，后天不足致脾虚意乱而健忘、注意力涣散。

临床常将小儿多动症分为心肾不足、肾虚肝亢、心脾不足三种类型。

【灸疗原则】

治以扶正祛邪、醒脑安神、安和五脏为主。

【穴区处方】

中脘穴区、百会穴区、涌泉穴区。

【灸疗疗程】

5~7次为1个疗程，疗程间休息2~3天，至少2~3个疗程。

【穴区灸法操作】

2岁以内的孩子，每穴艾灸15分钟左右，至温热，皮肤微红即可。

3~5岁的孩子，每穴区可以艾灸20分钟左右，也可以于大椎穴和身柱穴灸20分钟左右。

6~12岁的孩子，可以每穴区艾灸30分钟左右。

【推拿操作】

选择推拿介质，如护肤营养油（膏）、麻油等。

清肝：200~300次。

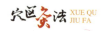

清小肠：200~300次。

补脾经：300~500次。

补肾：300~500次。

捏脊：5~10遍。

【生活调摄】

（1）给予小儿良好的教育和正确的心理疏导，以免引起对立情绪。

（2）宝宝出生后，注意饮食调理，增强体质。

（3）合理安排孩子的作息时间，养成良好的生活习惯和学习习惯。

（4）对待小儿要循循善诱，耐心教导，调其情志，切不可歧视、打骂。

（5）小儿饮食宜清淡而富有营养，忌多食甜品及肥腻辛辣之品。

三、小儿食积

小儿食积指由于喂养不当，暴饮暴食，或过食生冷油腻之物，而损伤脾胃，使脾胃运化功能失职，不能正常腐熟水谷，停滞不化，胃气不降反而上逆，而引起食物积滞，出现呕吐或泄泻的一种病症。

本病的病因主要是乳食内积，损伤脾胃。病机为乳食不化，停积胃肠，脾运失常，气滞不行。食积可分为伤乳和伤食。伤于乳者，多因哺乳不节，食乳过量或乳液变质，冷热不调，皆能停积脾胃，壅而不化，成为乳积。伤于食者，多因饮食喂养不当，偏食嗜食，饱食无度，杂食乱投，生冷不节，食物不化；或过食肥甘厚腻、柿子、大枣等不易消化之物，停聚中焦而发病。正所谓"饮食自倍，肠胃乃伤"。

乳食停积中焦，胃失和降，则呕吐酸馊不消化之物；脾失运化，升降失常，气机不利，出现脘腹胀痛，大便不利，臭如败卵；或积滞壅塞，腑气不通，而见腹胀腹痛，大便秘结之症。此属乳食内积之实证。

食积日久，损伤脾胃，脾胃虚弱，运纳失常，复又生积，此乃因积致虚；亦有先天不足，病后失调，脾胃虚弱，胃不腐熟，脾失运化，而致乳食停滞为积，此乃因虚致积。二者均为脾虚夹积、虚中夹实之候。

《保婴撮要·食积寒热》："小儿食积者，因脾胃虚寒，乳食不化，久而成积。"

《诸病源候论·小儿杂病诸候》:"小儿食不可过饱,饱则伤脾,脾伤不能磨消于食,令小儿四肢沉重,身体苦热,面黄腹大是也。"

【临床表现】

饮食积滞:脘腹痞满胀痛,嗳腐吞酸,恶食呕逆,或大便泄泻,舌苔厚腻略黄,脉滑。

乳食内积:食欲不振,烦躁多啼,夜卧不安,呕吐乳块或酸馊食物,大便酸臭或溏薄,苔白厚或黄厚腻,脉弦滑。

脾胃虚弱:面色萎黄,困倦无力,纳呆厌食,夜卧不安,腹满喜按,呕吐酸馊乳食,大便溏薄酸臭,或夹有乳食残渣,苔白厚腻,脉细弱。

【灸疗原则】

治以消食化积,理气行滞,补血健脾为主。艾灸可以帮助身体提升阳气,通畅经络,补益脾肾,起到既补又通的作用,对于虚弱、积滞不通的患儿是非常理想的选择。

《幼幼集成·食积证治》:"夫饮食之积,必用消导。消者,散其积也;导者,行其气也。脾虚不运则气不流行,气不流行则停滞而为积。或作泻痢,或成症痞,以致饮食减少,五脏无所资禀,血气日愈虚衰,因而危困者多矣,故必消而导之……若积因脾虚,不能健运药力者,或消补并行,或补多消少,或先补后消,洁古所谓养正而积自除。故前人破滞消坚之药,必假参术赞助成功。"

【穴区处方】

中脘穴区、命门穴区。

【灸疗疗程】

5~7次为1个疗程,疗程间休息2~3天,共2~5个疗程。

【穴区灸法操作】

1~2岁的孩子,建议每穴区艾灸15分钟左右,至温热,皮肤微红即可。

3~5岁的孩子,建议每穴区艾灸20分钟左右,也可以于大椎穴和身柱穴灸20~30分钟。

6~12岁的孩子，建议每穴区艾灸30分钟左右。

提示：配合四缝穴揉掐。食积甚者可以于四缝穴针刺，挤出血液或黄色液体，效果更好。

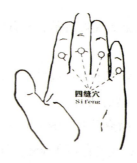

【推拿操作】

选择推拿介质，如艾草精油、橄榄油等。

补脾：300~500次。

清胃：300~500次。

揉板门：30~50次。

清大肠：200~300次。

分阴阳：30~50次。

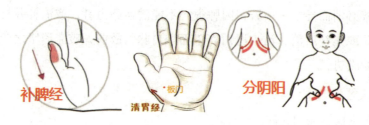

【生活调摄】

（1）注意调养，喂养方面坚持先少后多，先软后硬的原则。

（2）"乳贵有时，食贵有节"，宜定食、定量喂养，少量多餐。

（3）饮食适度，食物宜新鲜、清洁，不宜过食生冷油腻之物。

（4）平时哺育不宜过急，以防吞进空气；哺乳后，宜抱正小儿身体，轻拍其脊背，使吸入空气得以排出。

四、小儿泄泻

小儿泄泻指小儿大便稀薄，甚至水样，次数增多，或呈水样带有不消化乳食及黏液。多因外感风寒或暑热，内伤乳食，而致脾胃运化失常；或因素体虚弱或久病脾虚，中焦运化无力等所致，故小儿泄泻多与寒湿、湿热、伤食、脾虚有关。

《素问·阴阳应象大论》云"湿胜则濡泻"，湿是致泄的一个重要原因，"诸泻利，小便不利，先分利之""治湿不利小便，非其治也"。

《幼科全书·泄泻》："凡泄泻皆属湿，其证有五，治法以分利升提为主，不可一例混施。"

《幼幼集成·泄泻证治》："夫泄泻之本，无不由于脾胃。盖胃为水谷之海，而脾主运化，使脾健胃和，则水谷腐化，而为气血以行荣卫。若饮食失节，寒温不调，以致脾胃受伤，则水反为湿，谷反为滞，精华之气不能输化，乃致合污而下降，而泄泻作矣。"

《古今医统大全·幼幼汇集·泻泄门》："泄泻乃脾胃专病，凡饮食、寒、热三者不调，此为内因，必致泻泄"，又《内经》所论，"春伤风，夏飧泄，夏伤暑，秋伤湿，皆为外因，亦致泻泄。医者当于各类求之，毋徒用一止泻之方，而云概以施治，此则误儿，岂浅云耳？若不治本，则泻虽暂止而复泻，耽误既久，脾胃益虚，变生他证，良医莫救。"

【临床表现】

风寒泻，症见小儿便稀、多沫、色绿，伴发热，鼻塞，舌苔薄白肿浮。

暑热泻，症见腹痛即泻，色绿或黄，气臭，口渴，微热等。

伤食泻，因饮食过多，症见腹胀、腹痛，口臭纳呆，大便腐臭或酸臭，状如败卵，挟有不消化乳食，次数增多，泻前哭闹不安，伴恶心呕吐，舌苔较为厚腻。

脾肾阳虚泻，症见久泻不止，大便水样或完谷不化，面色㿠白，精神萎靡，四肢厥冷等，舌质淡苔白。

【灸疗原则】

风寒泻，因寒邪犯内，脾胃运化失常所致，治宜疏风散寒化湿。

暑热泻，因暑热内伤脾胃所致。治宜清热利湿。

伤食泻，因小儿脾胃娇嫩，乳食过量，损伤脾胃，运化失常所致。治宜消食导滞。

脾肾阳虚泻，因脾胃久虚，损及肾阳所致。治宜温补脾肾，温中止泻。

【穴区处方】

中脘穴区、命门穴区。

【灸疗疗程】

5~7次为1个疗程，疗程间休息2~3天，至少2~5个疗程。

【穴区灸法操作】

1~2岁的孩子，每穴区艾灸15分钟左右，至温热，皮肤微红即可。

3~5岁的孩子，每穴区可以艾灸20分钟左右，也可以于大椎穴和身柱穴灸20~30分钟。

6~12岁的孩子，可以每穴区艾灸30分钟左右。

【推拿操作】

选择推拿介质，如艾草精油、橄榄油等。

补脾：300~500次。

清胃：300~500次。

补肾：300~500次。

补大肠：300~500次。

按揉天枢穴：5~10分钟。

推七节骨：300~500次。

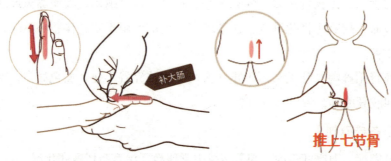

【生活调摄】

（1）饮食适度，避免喂食不当，平时宜定食、定量喂养。

（2）调适寒温，冷暖适宜。

（3）可经常食用板栗泥、核桃泥、蛋皮鸡肝粥、枸杞鸽子汤等。

（4）避免进食过多零食，多食自己家里做的食物。

五、小儿惊风/夜啼

以外感六淫、疫毒之邪为主，偶有暴受惊恐所致。以临床出现四肢抽搐、口噤不开、角弓反张或昏迷为主要特征。主要病机为热、痰、惊、风的相互影响，互为因果。其主要病位在心肝两经。小儿外感时邪，易从热化，热盛生痰，热极生风，痰盛发惊，惊盛生风，则发为急惊风。

《东医宝鉴·小儿》："小儿疾之最危者，无越惊风之证。"《幼科释谜·惊风》也说："小儿之病，最重惟惊。"

《幼幼新编》："风搐频者，风在表也，易治，易发之。搐稀者，风在脏也，难治，宜补脾。"

《小儿药证直诀》："小儿急惊者，本因热生于心；身热面赤引饮，口中气热，大小便黄赤，剧则搐也，盖热甚则风生，风属肝，此阳盛阴虚也。""因病后或吐泻，脾胃虚损，遍身冷，口鼻气出亦冷，手足时瘛疭，昏睡，睡露睛，此无阳也。""急惊合凉泻，慢惊合温补。"

【灸疗原则】

急则治其标，采用以开窍、清热、豁痰、熄风为主的治则。

【穴区处方】

肝脾穴区、膻中穴区。

【灸疗疗程】

5~7次为1个疗程，疗程间休息2~3天，至少2~3个疗程。

【穴区灸法操作】

1~2岁的孩子，每穴区艾灸15分钟左右，至温热，皮肤微红即可。

3~5岁的孩子,可以每穴区艾灸20分钟左右。

6~12岁的孩子,可以每穴区艾灸30分钟左右。

【推拿操作】

选择推拿介质,如护肤营养油(膏)、麻油等。

补脾:300~500次。

清胃:300~500次。

清补心:200~300次。

清肝:200~300次。

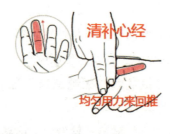
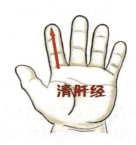

【生活调摄】

(1)按时预防接种,避免跌倒惊吓。

(2)注意饮食卫生,冷暖适宜,不吃变质食物。

(3)加强锻炼,增强机体的抗病能力。

附:穴区灸法加小儿推拿验案分享

病例1 曹某,女,6岁,江苏省南京市人。

主　　诉:长期腹胀,纳差,加重1年余,并伴有消瘦,精神倦怠。

现 病 史:患儿长期腹胀,身体消瘦。家长诉患儿自上幼儿园后出现纳差,近一年逐渐加重,并伴精神倦怠,且较幼儿园同龄孩子身高偏低。

诊　　断:营养不良,脾胃虚弱证。

治疗原则:健脾和胃,补益气血。

选择穴区:中脘穴区,配合小儿推拿。

调理过程:考虑患儿年龄较小,取中脘穴区每次施灸15分钟,隔日施灸,配合补脾清胃手法。10天后,患儿饭量增加,腹胀减轻。改为3天灸一次，疗法同前，灸至一个月，患儿饭量如常人。嘱其适当锻炼，注意饮食。随访一年，患儿发育正常。

病例2 王某，男，3岁，海南省海口市人。

主　　诉：患细菌性痢疾2月余，治疗后症状减轻，现复发加重1天。

现 病 史：患儿两个月前患细菌性痢疾，经抗生素等药物治疗后，粪便细菌培养（－）。现大便溏薄，每日5~6次，面色苍白，消瘦，神疲倦怠，四肢不温。

诊　　断：小儿泄泻，脾胃虚弱证。

治疗原则：健脾和胃，补益气血。

选择穴区：中脘穴区，配合小儿推拿。

调理过程：因患儿比较小，经与家长沟通后，同意采用艾灸配合小儿推拿的治疗方法。取中脘穴区每次扶阳透灸15分钟，配合小儿补脾、推七节骨的推拿手法各300次，每天1次。治疗3次后，患儿泄泻好转，但大便仍是糊状。治疗7次后，患儿大便恢复正常，饮食等各项情况良好。

艾灸加刮痧、刺血、拔罐、走罐

艾灸是中医学的重要组成部分，也是大健康领域不可或缺的一部分，艾灸产生的温热效应通过经络的传导作用，深入脏腑，温通经络，调和气血，扶正祛邪，调整人体生理功能，增强抗病能力，起到防病治病、保健强身之功效。

刮痧是以中医经络腧穴理论为指导，通过特制的刮痧器具和相应的手法，蘸取一定的介质（艾草精油、薄荷油、红花油、茶树精油等），在体表进行反复刮动、摩擦，使皮肤局部出现红色粟粒状或暗红色出血点等"出痧"变化，通过此种良性刺激，充分发挥其营卫之气的作用，使经络穴位处充血，改善局部微循环，起到活血化瘀，调整阴阳，舒筋通络，泻热排毒，消肿止痛的作用，以增强机体潜在的抗病能力和免疫机能，从而达到扶正祛邪，防病治病的目的。

刺血以中医基本理论为指导，通过放血祛除邪气，达到和调气血，平衡阴阳，恢复正气的目的，适用于"病在血络"的各类疾病。刺血方法主要有络刺、赞刺及豹文刺法。局部常规消毒后，以三棱针点刺出血，手法宜轻、浅、快、准，深度以0.1~0.2寸为宜。在针刺部位拔罐，一般出血量以数滴至数毫升为宜，但也有多至30~60毫升者，以求恶血尽祛。起罐后，用酒精棉球擦净即可，不必包扎。

拔罐是通过物理刺激及负压吸引作用，人为造成毛细血管破裂淤血，以调动人体的修复功能及坏死血细胞的吸收功能，促进血液循环，激发精气，调理气血，达到逐寒祛湿，祛除淤滞，拔毒泻热，疏通经络，行气活血，消肿止痛的目的，提高和调节人体免疫力。常用的拔罐器有玻璃拔罐器、竹筒拔罐器、真空拔罐器、远红外拔罐器等。

走罐亦称推罐，即在拔罐前，先在所拔部位的皮肤或罐口处涂上一层凡士林、精油等润滑油作为介质，再将罐吸拔于所选部位的皮肤上，然后以左手扶住并拉紧皮肤，右手握住罐体，上、下或左、右往返推动，至所拔部位的皮肤红润、充血。将单罐的负压吸力与走罐时的摩擦力共为合力，作用于人体体表皮层。

一、痛风

痛风是由于嘌呤生物合成代谢增加，尿酸产生过多，或因尿酸排泄不良而致血中尿酸升高，尿酸盐结晶沉积在关节滑膜、滑囊、软骨及其他组织中，引起反复发作的一种炎性疾病。痛风多与脏腑积热、湿热壅闭、脾虚湿浊、肝肾不足等有密切关系。

《格致余论》："痛风者，大率因血受热，已自沸腾，其后或涉水，或立湿地……寒凉外搏，热血得寒，汗浊凝滞，所以作痛；夜则痛甚，行于阴也。"

《张氏医通》："痛风而痛有常处，其痛上赤肿灼热或浑身壮热……"

《圣济总录》："历节风者，由血气衰弱，为风寒所侵，血气凝涩，不得流通关节，诸筋无以滋养，真邪相搏，所历之节，悉皆疼痛。"

《类症治裁》："痛风，痛痹之一症也……初因风寒湿郁痹阴分，久则化热致痛,至夜更剧。"

【灸疗原则】

急则治其标,以祛邪为主,治以清热利湿、祛风除湿为主。
慢性期以扶正为主,治以补益肝肾、健脾益气为主。

【穴区处方】

阿是穴区、命门穴区、关元穴区。

【灸疗疗程】

每周2~3次为1个疗程,疗程间休息2~3天,至少2~3个疗程。

【辅助疗法】

阿是穴刺血:艾灸阿是穴区后刺血。
肝脾穴区刮痧、拔罐。

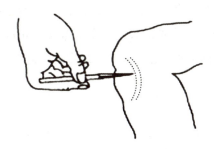

散刺法是三棱针的操作方法之一,是在局部病变周围进行点刺的一种方法,多用于治疗局部淤血、血肿或水肿、顽癣等。一般根据病变部位的不同,可刺10~20针,由病变外缘环形向中心点刺,达到祛瘀生新、通经活络的目的。

【生活调摄】

(1)营养合理,大量饮用水和果汁,多食用碱性食物。
(2)坚持低嘌呤、低糖、低脂、低盐饮食,忌食火锅,限食高热量食物,避免高蛋白及高盐饮食,忌辛辣、烟酒。
(3)控制体重,加强锻炼,增强机体的抗病能力。

附：验案分享

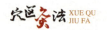 患者吴某，男，41岁，甘肃省兰州市人。

主　　诉：双侧膝、踝关节疼痛10余年，加重2天。

现 病 史：患者10余年前出现踝关节疼痛，后疼痛逐渐延伸至双侧膝关节，时轻时重，医院检查结果显示尿酸升高。曾到上海、四川等地的多家医院治疗，效果不佳。双踝关节处曾切除痛风结石9处。因长期作息不规律，饮食无节制，病情常反复发作。现双踝关节肿大疼痛，皮肤发红，行走困难，舌质红、苔白，脉弦。检查血尿酸：629μmol/L。

诊　　断：痛风性关节炎。

治疗原则：通筋，活络，止痛。

选择穴区：阿是穴区、涌泉穴区，配合点刺放血。

调理过程：扶阳透灸阿是穴区、涌泉穴区，每天1次。配合痛点处点刺放血，3日1次，并于患足井穴放血，3日1次。治疗3天后，痛感大减。治疗10天后，疼痛消失。一个月后诸症消除，检查血尿酸：401μmol/L。嘱患者少食肉类，禁酒，注意身体保养。为防复发，后期施保健灸。

二、带状疱疹

带状疱疹是由水痘带状疱疹病毒引起的急性炎症性皮肤病，好发于春秋季节，成人多见。本病因情志内伤，肝经气郁生火，以致肝胆火盛；或因脾湿郁久，湿热内蕴，外感毒邪，气血凝滞于皮肤而发病。中医称为缠腰火龙、缠腰火丹、缠腰蛇丹。民间俗称蜘蛛疮，亦名蛇串疮、火带疮、蛇缠疮、蛇丹等。

《证治准绳·疡医》："或问：绕腰生疮，累累如珠，何如？曰：是名火带疮，亦名缠腰火丹，由心肾不交，肝火内炽流入膀胱，缠于带脉，故如束带。"

【临床表现】

热盛证：皮肤潮红，疱壁紧张，疼痛剧烈，伴有口苦咽干，烦躁易怒，小便黄，大便干，舌质红、苔黄，脉弦滑。治宜清泻肝胆。

湿盛证：皮肤淡红，疱壁松弛，疼痛较轻，纳差或腹胀，大便溏，舌质淡，苔白厚或白腻，脉沉缓。治宜健脾除湿。

【灸疗原则】

以化瘀止痛、行气通络、扶正祛邪为主导。

热盛证：治宜清泻肝胆，清热解毒。

湿盛证：治宜健脾除湿，祛风除湿。

《外科正宗》："火丹者，心火妄动，三焦风热乘之，故发于肌肤之表，有干湿不同，红白之异……此属心、肝二经之火……湿者色多黄白…… 此属脾、肺二经湿热，宜清肺、泻脾、除湿……"

《医学入门》："实者灸之，使实邪随火气而发散也，……热者灸之，引郁热之气外发，火就燥之义也。"艾灸可以调和营卫，温通经脉，祛风止痛，活血散结。用艾灸治疗带状疱疹取"热者灸之"之义。

【穴区处方——主穴】

阿是穴区。

【穴区处方——配穴】

龙眼穴。

【灸疗疗程】

1次/天，10次为1个疗程，一般1~2个疗程即愈。

【穴区灸法操作】

主穴区透灸，自觉热感透向局部及周围组织传导，灸至红热感明显，直至灸感消失。

施灸每周不少于5次，阿是穴区可以灸30~50分钟。

【辅助疗法】

艾灸阿是穴区之后，在龙眼穴、龙头、龙尾处刺血。

龙眼穴放血：龙眼穴位于小指近端指关节尺侧面上（第二、三骨节之间），握拳于横纹尽头处取之。局部常规消毒后，用三棱针点刺，然后挤压，即有黄色黏液或血溢出，挤出1~2滴即可。

龙头、龙尾点刺出血：疱疹最先出现处称为"龙尾"，疱疹延伸方向之端

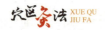

称为"龙头"。其放血部位应在"龙头"之前,"龙尾"之后。局部常规消毒后,以三棱针点刺出血,在针刺部位拔罐,以求恶血尽祛。起罐后,用酒精棉球擦净即可,不必包扎。

【生活调摄】

(1)清淡饮食,忌食油腻、海鲜、蛋禽及刺激性食物。
(2)多休息,多喝水,保持情绪稳定。
(3)劳逸结合,增强自身免疫力,预防继发感染。

附:验案分享

> **病例** 赵某,女,30岁,山东省济宁市人。

主　　诉:胁肋部带状疱疹一周。

现 病 史:一周前患者胁肋部出现红色小水疱并逐渐向腹部蔓延,伴有剧烈的刀割样疼痛及灼烧痛,无法入睡,加上患者处于哺乳期,浑身乏力,不欲言,因担心吃药输液影响母乳喂养,故寻求艾灸调理。

诊　　断:带状疱疹。

治疗原则:清热解毒。

选择穴区:阿是穴区,配合刺血拔罐。

调理过程:扶阳透灸阿是穴区30分钟。灸后在龙头、龙尾点刺并拔罐,拔出血毒。龙眼穴点刺,挤出黄色黏液,至挤出血水即止。治疗6次后,患者疼痛感明显减轻。治疗10次后,疼痛基本消除。后回访,患者反馈恢复非常好,没有后遗症状。

三、富贵包

状如山包的"富贵包"是由于人体阴阳失调,局部气血运行不畅,导致气滞血瘀,经络阻塞,在第7颈椎与第1胸椎部位,或者在大椎穴部位产生皮下囊肿。

大椎穴是我们人体的"十字路口",是督脉与手足三阳经(膀胱经、大肠经、小肠经、三焦经、胆经、胃经）之会，统领诸阳经，有承上启下的作用。

【灸疗原则】

治以活血、散瘀、通经、排湿寒为主。

【穴区处方】

阿是穴区、命门穴区。

【灸疗疗程】

1次/天，3~5天为1个疗程，疗程间休息2~3天，至少3~5个疗程。

【辅助疗法】

阿是穴区艾灸之后进行刺血、拔罐。

【生活调摄】

（1）尽量不要长时间低头，避免长时间伏案看书、写字、用电脑。

（2）多做颈部运动或按摩。

四、静脉曲张

静脉曲张乃因先天禀赋不足，筋脉薄弱，加之久行久立或劳累等，引起气血不畅，进一步损伤筋脉，以致经脉不合，血壅于下，瘀血阻滞脉络，扩张充盈，小腿部血管弯弯曲曲，疙疙瘩瘩，像蚯蚓一样，盘曲交错，突出于皮肤表面，伴有疼痛、酸胀或麻木。

亦有因远行或劳累之后涉水淋雨，遭受寒湿，寒凝血脉，瘀滞筋脉络道而为病。瘀久不散，化生湿热，流注于下肢经络，复因搔抓、虫咬等诱发，则腐溃成疮，日久难收敛。

下肢静脉曲张并发溃疡属于"臁疮"范畴。

《外科正宗》："筋瘤者，坚而面紫，垒垒青筋，盘曲甚者，结若蚯蚓。"

《灵枢·刺节真邪篇》："臁疮者，风热湿毒相聚而成，有新久之别，内外之殊。"

《外科正宗》："臁疮者，生于两臁，初起发肿，久而腐烂或津淫瘙痒，破而脓水淋漓……"

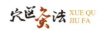

【临床表现】

气滞血瘀：小腿部有明显的青筋迂曲、压痛或刺痛及舌脉表现。患肢压痛，可见色素沉着，或有刺痛，且活动后加重，伴有精神郁闷、烦躁易怒，舌质紫暗或有瘀斑瘀点，脉弦或涩。

血燥筋挛：以小腿静脉曲张、挛急疼痛及阴虚肝旺的表现为辨证要点。伴有耳鸣如蝉，眩晕，肢体麻木，两目干涩，舌淡，脉细。

寒湿凝滞：下肢青筋迂曲、浮肿，畏寒沉重，按之凹陷，朝轻暮重，腿部酸胀不适，沉重乏力，甚则跛行，伴食欲不振，腹胀腹泻，舌质淡、苔白滑或白腻，脉濡缓或沉迟。

【灸疗原则】

气滞血瘀：治宜行气疏肝，活血化瘀。

血燥筋挛：治宜清肝滋阴，养血舒筋。

寒湿凝滞：治宜健脾利湿，温经通络。

《灵枢·九针》："为瘤病者也。故为之治针，必筒其身而锋其末，令可以泻热出血，而瘤病竭。"《竹亭医案》记载艾灸不仅可以起到"引毒外出"的作用，还可"助其新生"。如《外科理例》云："用炮附子去皮脐，研末，唾津和为饼，置疮口处，将艾于饼上灸之。"《针灸逢源》："如疮大，用蒜捣烂摊患处，将艾铺上烧之。"艾灸患处，可以借助艾灸的热力，使局部瘀积的气血得以消散，祛瘀生新，达到温经散寒、扶正逐邪、脉络通畅、气血调和的目的。

【穴区处方——主穴】

阿是穴区。

【穴区处方——配穴】

气滞血瘀：肝脾穴区、三阴交、太冲。

血燥筋挛：涌泉穴区、血海。

寒湿凝滞：命门穴区、关元穴区。

【灸疗疗程】

10次为1个疗程，疗程间休息2~5天，至少3~6个疗程。

【穴区灸法操作】

主穴区透灸，自觉热感透向下肢传导，灸至红热感明显，直至灸感消失。配穴区定位准确，灸至热感传导扩散至胸腹腔、腰骶部及下肢。

每周不少于5次，躯干及阿是穴区20~30分钟/次，四肢穴位10~20分钟/次。

【辅助疗法】

温灸阿是穴区之后，对阿是穴区进行刺血拔罐。局部常规消毒后，以三棱针点刺出血，再于针刺部位拔罐，以排出大量瘀血为宜，以求恶血尽祛，最后用酒精棉球擦净针刺处，不必包扎。

【生活调摄】

（1）避免长时间站立，以免增加下肢重量，使静脉曲张加重。

（2）适当增加腿部锻炼，促进血液回流，减少静脉曲张。

（3）适当进行按摩、红外线照射等理疗，促进血液循环，帮助血液回流，降低静脉压。

附：验案分享

病例 孟某，女，48岁，广东省佛山市人。

主　　诉：左下肢静脉曲张20余年，左下肢酸胀沉重，加重一周余。

现 病 史：患者常年从事销售工作，经常站立，左下肢由大腿腘窝处至小腿中段可见静脉迂曲盘旋，并见青紫团块聚集。

诊　　断：静脉曲张。

治疗原则：活血祛瘀，舒筋通脉。

选择穴区：阿是穴区，配合刺血。

调理过程：取腿部阿是穴区扶阳透灸30分钟，配合中粗火针点刺局部迂曲隆起静脉处刺血，嘱患者24小时内不可沾水。治疗2次后，患者诉患肢酸胀感减轻。连续治疗10次后，可见患者迂曲静脉明显回缩，患肢酸胀感、沉重感消失。

五、膝关节病

膝关节是全身最大的关节之一，由股骨、胫骨和髌骨构成，是人体的承重关节，也是最易损伤的关节之一。膝关节疼痛不仅涉及关节内的各种病损，也常因各种关节外因素引起。风、寒、湿、热、邪是关节炎发生发展的外部条件；诸虚内存，正气不足是其发病的内在原因。

《素问·痹论》："风寒湿三气杂至，合而为痹。其风气胜者为行痹，寒气胜者为痛痹，湿气胜者为著痹也"；"所谓痹者，各以其时重感于风寒湿之气也。"

《灵枢·百病始生》："风雨寒热，不得虚，邪不能独伤人。"《素河·痹论》："不与风寒湿气合，故不为痹。"

【灸疗原则】

治以祛风散寒、解痉通络、活血化瘀为主。

【穴区处方】

阿是穴区、命门穴区。

【灸疗疗程】

1次/天，3~5天为1个疗程，疗程间休息2~3天，共3~5个疗程。

【辅助疗法】

阿是穴区拔罐10~15分钟后进行扶阳透灸。膝盖部位肌肉较薄，建议选择大小合适的罐进行操作，防止罐体中途脱落。

【生活调摄】

（1）通常情况下，身体的重量越大，膝关节的压力就越大，因此，膝关节病的患者需要控制体重，平时注意不要暴饮暴食，多吃富含纤维的食物，防止发生肥胖。

（2）膝关节病患者的膝关节部位通常会出现不同程度的损伤，此时应该注意多休息，尽量不要进行登山、骑行等剧烈运动，减少对膝关节部位的摩擦和刺激，以促进疾病的恢复。

（3）患者平时应该注意营养均衡，健康饮食，多吃富含蛋白质和钙质的食物，避免食物单一化，有助于关节部位的修复。

附：验案分享

病例1 李某，女，56岁，四川省德阳市人。

主　　诉：肘膝关节肿胀疼痛半年余。

现 病 史：患者从事重体力劳动，多处关节肌肉有劳损，后来因工作需要，长期接触凉水，现肘膝关节肿胀疼痛半年余，腰椎间盘突出压迫坐骨神经，两条腿呈"O"型，严重时腿肿得发亮，直不起腰来。

诊　　断：膝关节炎。

调理原则：散寒除湿，通经活络。

选择穴区：命门穴区、阿是穴区。

调理过程：取命门穴区、肘膝关节阿是穴区，每个穴区施灸60分钟。施灸20次后，腰痛症状明显减轻，但肘膝关节肿胀疼痛改善并不明显。持续施灸40余次后，肘膝关节肿胀疼痛感基本消除。坚持施灸4个多月，患者所有症状基本消除，可以适当运动，如跳广场舞、爬山等。

病例2 张某，女，36岁，广西北海市人。

主　　诉：膝关节及脚关节僵硬、肿胀、疼痛、晨僵10年。

现 病 史：患者25岁时检查出患有类风湿性关节炎，现膝、脚关节肿胀疼痛，晨僵明显。

诊　　断：类风湿性关节炎。

治疗原则：祛风湿，通经络，止痹痛。

选择穴区：命门穴区、涌泉穴区、阿是穴区。

调理过程：扶阳透灸命门穴区、涌泉穴区、腿阿是穴区，每个穴区灸40分钟。第1次施灸时，患者出冷汗，自觉浑身发冷。持续施灸12次后，患者腰部疼痛症状明显减轻。后重点施灸腿阿是穴区，每天1次，待所有症状都明显减轻后改为保健灸。

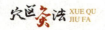

六、上火

上火是人体阴阳失衡后出现的内热证。意为人体阴阳失衡，内火旺盛。

【临床表现】

心火表现多见反复口腔溃疡、口干、心烦易怒、失眠多梦、小便短赤等。

肝火表现多见口干舌燥、口苦口臭、头痛头晕、目赤肿痛、失眠、身体闷热、舌苔增厚等。

胃火表现多见牙龈肿痛、牙龈出血、上腹不适、口干口苦、大便干硬、舌苔黄腻等。

【灸疗原则】

治以祛邪、败火、滋阴、润燥为主。

【穴区处方】

涌泉穴区。

【灸疗疗程】

1次/天，3~5天为1个疗程，疗程间休息2~3天，至少3~5个疗程。

【辅助疗法】

取心肺穴区、肝脾穴区、大椎穴刮痧。

施灸涌泉穴区，配合下火汤泡脚；取适量的麦冬、生地黄、菊花等泡茶喝。

【生活调摄】

（1）多饮水，多食蔬果，促进机体新陈代谢和排泄。

（2）保持好心情，常运动，每周1~2次有氧运动，以微微出汗为宜。

（3）劳逸结合，饮食均衡营养，少烟酒，少食辛辣煎炸之物，少饮碳酸饮料。

七、斑秃

《诸病源候论》："斑秃属于油风范畴，俗称鬼剃头。"斑秃是一种骤然发生的局限性斑片状的脱发性毛发病。斑秃是以头皮突然出现圆形、椭圆形脱发为特征。随着病情的进展，皮损可逐渐增大，数目也逐渐增多，相邻的皮损区可互相融合，形成大小形状不一的斑片。

发为血之余，气虚则血难生，毛根不得濡养，故发落成片。肝藏血，肾藏精，精血不足则发无生长之源。血路阻塞，新血不能养发，故发脱落。本病与气血双虚、肝肾不足、血瘀毛窍有关。

【临床表现】

病变处头皮正常，无炎症或自觉症状。若整个头皮毛发全部脱落，称为全秃；若全身所有毛发脱落，称普秃。常伴神志不畅，头晕目眩，夜寐梦多，失眠胸闷，肝脾肿大，胸肋胀痛，面色苍白，口干，形体消瘦，头晕耳鸣，腰背酸痛，遗精滑泄，阳痿等。本病与免疫力失调、压力突然加大有一定关系。

【灸疗原则】

心脾气虚：治宜健脾和胃，补益心血。

肝郁血瘀：治宜疏肝理气，活血化瘀。

气血两虚：治宜滋阴固本，补血养血。

肝肾不足：治宜滋阴补肾，益气养肝。

【穴区处方——主穴】

阿是穴区、涌泉穴区。

【穴区处方——配穴】

虚证：命门穴区、中脘穴区。

血瘀：肝脾穴区、血海、三阴交。

【灸疗疗程】

10次为1个疗程，疗程间休息2~5天，共3~6个疗程。

【穴区灸法操作】

主穴区透灸，自觉热感透向局部及周围组织传导，灸至红热感明显，直至灸感消失。

配穴区定位准确，灸至热感传导扩散至病变局部周边、腰腹部及下肢。

每周不少于5次，头部20~30分钟/次，躯干部20~30分钟/次，四肢部10~20

分钟/次。

【辅助疗法】

用梅花针在阿是穴区进行扣刺。

【生活调摄】

（1）保持情绪稳定，减轻压力，进行深呼吸，适当进行气功、体操等活动。

（2）戒烟节酒，忌食厚腻、辛辣、糖和高脂肪食物。

（3）多食用蔬果及干果类食品，防止便秘。

附：验案分享

病例 普某，男，7岁，福建省厦门市人。

主　　诉： 家长述患儿局部头发脱落3年，加重3月余。

现 病 史： 3年前患儿出现局部头发脱落情况，开始家长未予重视，后反复发作，头发脱落严重，随即去医院就医，被诊断为神经性皮炎，嘱患儿口服药泼尼松治疗。服药则脱发止，但停药则又大面积脱落，后逐步发展为全秃。目前患儿头部散在少量细短毛发，脱发区皮肤光滑，可见局部皮下组织萎缩，患儿面色萎黄，眠差多梦，纳差，小便频，平素易感冒、腹泻。

诊　　断： 斑秃，脾肾不足证。

治疗原则： 健脾益肾，补益气血。

选择穴区： 中脘穴区、命门穴区、涌泉穴区。

调理过程： 中脘穴区、命门穴区、涌泉穴区各施灸20分钟，每日1次。施灸10次后，患儿面色较以前好转，饮食睡眠改善。施灸30次后，可见脱发区有细碎新发生出。继续施灸至50次，患儿精神明显好转，饮食睡眠良好，新发逐渐长出，为巩固疗效，继续施灸中。

八、肥胖症

机体内热量的摄入高于消耗，造成体内脂肪堆积过多，导致体重超标，体态臃肿，实际测量体重超过标准体重百分以上，并且脂肪百分比超过30%者称为肥胖。通俗来讲，肥胖就是体内脂肪堆积过多，是一种社会性慢性疾病。肥胖者多为本虚标实之证，以脾肾气虚为主，肝胆疏泄失调亦可见。

《素问·通评虚实论》："凡治消瘅、仆击、偏枯、痿厥、气满发逆，肥贵人，则膏粱之疾也。"

《素问·奇病论》："必数食甘美而多肥也。"

《丹溪心法》："肥人多虚，肥人多湿多痰。"

《金匮要略》："病痰饮者，当以温药和之。"

【灸疗原则】

治以健脾和胃、祛湿通腑、疏肝利胆为主。

【穴区处方】

命门穴区、中脘穴区。

【灸疗疗程】

1次/天，7~10天为1个疗程，疗程间休息2~3天，至少6~8个疗程。

【辅助疗法】

腹部走罐。

【生活调摄】

（1）进行体育锻炼，多做有氧运动。

（2）饮食有节，营养均衡，忌暴饮暴食，忌食辛辣肥甘厚腻之物。

附：验案分享

病例 林某，男，23岁，河南省开封市祥符区人。

主　　诉：体重超标近10年。

现 病 史：青春期后，患者体重逐渐增加，伴食欲增强，活动耐量下降，体重140kg。去医院就诊后被诊断为"单纯性肥胖"，先后予以减肥药物及中药治疗，但效果不佳。

治疗原则：健脾益气，祛痰除湿。

选择穴区：中脘穴区、命门穴区。

调理过程：取中脘穴区、命门穴区施灸，每个穴区40分钟，同时建议患者坚持每日步行或快走10千米以上，坚持低碳水化合物饮食，且三餐定时定量。连续施灸半个月后，患者体重下降5kg，改为隔日灸，方法同前。9个月后，患者前来复诊，体重下降约61kg，身体各项指标均恢复正常。

九、偏头痛

偏头痛又称头偏痛、偏头风，是反复发作的一种搏动性头痛，发作前常有闪光、视物模糊、肢体麻木等先兆，同时可伴有神经、精神功能障碍。

《医林绳墨·头痛》："有偏头痛者，发则半边痛，然痛于左者属气，此气胜生风也，宜以驱风顺气为先……痛于右者属痰，此风胜生痰也，治宜清痰降火为要……"

《内经》："肾主骨，生髓，髓通于脑。"

【灸疗原则】

治以疏风散寒、养正祛邪、祛湿通经、疏肝益气为主。

【穴区处方】

百会穴区、阿是穴区。

【灸疗疗程】

1次/天，7~10天为1个疗程，疗程间休息2~3天，共2~3个疗程。

【辅助疗法】

阿是穴区刮痧。

【生活调摄】

（1）适当锻炼，保持情绪稳定，饮食、睡眠规律。

（2）避免感受风、寒、湿、邪，忌饮酒、咖啡，忌食巧克力。

（3）勤做颈肩运动及热敷，补充维生素B_2，多食坚果、鱼类等。

十、腰肌劳损

腰肌劳损，又称功能性腰痛、慢性下腰损伤、腰臀肌筋膜炎等，实为腰部肌肉及其附着点筋膜或骨膜的慢性损伤性炎症，主要症状为腰或腰骶部胀痛、酸痛，反复发作，疼痛可随气候变化或劳累程度而变化，为临床常见病，多发病，发病因素较多。

《圣济总录》："腰痛之病，皆本于肾，盖肾病者俞在腰脊也，诸经各有腰痛不同，当随证治之……"

《七松岩集·腰痛》："然痛有虚实之分，所谓虚者，是两肾之精神气血虚也。凡言虚证，皆两肾自病耳。所谓实者，非肾家自实，是两腰经络血脉之中，为风寒湿之所侵，闪肭挫气之所碍，腰内空腔之中，为湿痰瘀血凝滞，不通而为痛。"

《素问·脉要精微论》："腰者肾之府，转摇不能，肾将惫矣。"

【灸疗原则】

治以疏风、散寒、祛湿、通经、益气为主。

【穴区处方】

阿是穴区、涌泉穴区。

【灸疗疗程】

1次/天，7~10天为1个疗程，疗程间休息2~3天，共2~3个疗程。

【辅助疗法】

急性期可于委中穴刺血。

【生活调摄】

（1）注意气候变化，避免感受风、寒、湿、邪。

（2）避免弯腰负重，适当运动以加强腰背肌锻炼。

附：验案分享

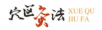 张某，男，35岁，山西省太原市人。

主　　诉： 腰部疼痛半年余，无双下肢麻木胀痛。

现 病 史： 半年前，无明显诱因下出现腰部疼痛，以酸痛、冷痛为主，无双下肢麻木胀痛，劳累后加重，休息后减轻。医院检查：腰部髂嵴后部、骶棘肌髂棘后缘附着点处压痛阳性。腰椎CT检查无异常。

诊　　断： 腰肌劳损。

治疗原则： 补气养血，舒筋强腰。

选择穴区： 命门穴区，配合拔罐。

调理过程： 命门穴区施灸50分钟，疼痛部位配以拔罐疗法。隔日1次，每周治疗3次。治疗2次后，腰部酸痛感明显缓解。治疗5次后，平常不觉腰痛，仅劳累后有酸痛感。继续按原法治疗，嘱其避免过劳。

艾灸加针灸

艾灸疗法是一种用艾绒（或掺合其他药物）制成的艾炷或艾条，对准或放置在体表的一定部位燃烧之，使其发出特有之气味与温热之刺激，借灸火的温和热力和药物的作用透入肌肤，通过经络的传导作用，深入脏腑，发挥其温通经络、调和气血、扶正祛邪、调节生理功能、增强抗病能力的功用，起到防病治病、保健强身之功效。

针法是用捻、提等手法，把毫针于一定穴位刺入患者体内治疗疾病。飞针技术是中国民间传统针刺技术分支之一，又称跑马针、摘针、风刺法、点刺法，是一种轻浅、快速不留针的针刺方法，在实际操作中可因病、因人选择不同的针具，目前较为常用的飞针针具包括毫针、师氏圆利针、丛针、三棱针（锋针）、师氏镵针等。

灸法与针法的完美结合具有调和阴阳、扶正祛邪、疏通经络等功用，对治疗各种疾病相得益彰，达到防治疾病的目的。

一、痹症

"痹"即闭阻不通也。痹症通常多指风、寒、湿等邪气侵袭经络,气血闭阻不通,引起肌肉、关节、筋骨等处出现酸、痛、麻、重及屈伸不利,或关节灼热肿大等症状。常见于风湿热、风湿性关节炎、类风湿性关节炎、纤维组织炎及神经痛等。

【临床表现】

主要表现为肌肉、筋骨、关节疼痛。

疼痛的性质,有酸痛、胀痛、隐痛、刺痛、冷痛、热痛等各异。

疼痛的部位,以上肢为主,或以下肢为甚;可对称发作,亦可非对称发生;或累及单个关节,或多关节同病;可为游走不定,或为固定不移;或局部红肿灼热,或单纯肿胀疼痛,皮色不变;或喜热熨,或乐冷敷。多为慢性久病,病势缠绵,亦可急性起病,病程较短。病重者,关节屈伸不利,甚者关节僵硬、变形,生活困难。

【灸疗原则】

本病为邪气痹阻经络,气血运行不畅所致,故祛邪活络、缓急止痛为本病的治疗原则。

正气不足是本病的重要病因,扶正祛邪、益气养血、滋补肝肾是虚证、顽痹的重要治法。

祛风散寒、化瘀通络等治法应相互兼顾,因邪气有偏胜,祛邪通络又各有重点。

风邪胜者或久病入络者,应佐养血之品,正所谓"治风先治血,血行风自灭也"。

寒邪胜者,应佐助阳之品,使其阳气旺盛,则寒散络通。

湿邪胜者,佐以健脾益气之品,使其脾旺能胜湿。

热邪胜者,辅以清热养阴之品,以防热灼营阴而病深难解。

《素问·调经论》:"血气者,喜温而恶寒,寒则泣不能流,温则消而去之。"《素问·异法方宜论》:"藏寒生满病,其治宜灸焫。"艾灸使气得温则行,气行则血行。

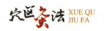

《医学入门》:"寒者灸之,使其气之复温也。"艾灸的温热可涤荡风、寒、湿等邪气,正是"寒者温之"的具体运用。

《灵枢·刺节真邪》:"脉中之血,凝而留止,弗之火调,弗能取之。"艾灸能使气机通调,营卫和畅,故湿瘀自散。

《医学入门》:"热者灸之,引郁热之气外发。"艾灸还具有行气活血、消瘀散结的作用。

颈椎病

颈椎病又称颈椎综合征,是颈椎骨关节炎、增生性颈椎炎、颈神经根综合征、颈椎间盘脱出症的总称,是一种以退行性病理改变为基础的疾患。主要由于颈椎长期劳损、骨质增生,或椎间盘脱出、韧带增厚,致使颈椎脊髓、神经根或椎动脉受压,出现一系列功能障碍的临床综合征。中医认为,颈椎病是由风寒湿邪,瘀邪交结,凝而不散所致。

【临床表现】

寒湿侵袭:患者多有风寒侵袭的病史,局部疼痛以冷痛为主,遇寒冷刺激后加重,伴有畏风恶寒、苔白腻、脉弦紧。

气滞血瘀:患者多有外伤或劳损的病史,有固定的疼痛点,舌上可见瘀点瘀斑,脉弦紧。

肝肾亏虚:主要表现为颈肩部疼痛,伴腰膝酸软、遗精、月经不调等全身症状。

【穴区处方——主穴】

肝脾穴区、阿是穴区。

【穴区处方——配穴】

寒湿侵袭:命门穴区、中脘穴区。
气滞血瘀:关元穴区、血海、三阴交。
肝肾亏虚:命门穴区、涌泉穴区。

【灸疗疗程】

10次为1个疗程,疗程间休息2~5天,坚持艾灸3~6个疗程。

【穴区灸法操作】

主穴区透灸，自觉热感透向项背部并向督脉传导，自觉项背部有紧、压、酸、胀、痛感，灸至灸感消失。

配穴区定位准确，灸至热感扩散至整个关节及周边处。

每周不少于5次，头颈部20~30分钟/次，腰背部40~50分钟/次，四肢部10~20分钟。

【温馨提示】

透灸能祛寒化湿、温通经脉，对颈椎病的治疗与预防非常有效。但是高血压患者不适合长时间施灸肩颈部位的穴位，否则容易引起血压升高。

【辅助疗法】

在颈部大椎穴、风池穴、肩井穴等附近寻找压痛点、硬结点或肌肉绷紧处，运用揉按等推拿手法进行疏通。

疼痛不适的部位可进行刮痧、拔罐、刺血、针灸等操作方法。

【生活调摄】

（1）尽量减少或避免长时间的低头、伏案动作。

（2）坚持颈肩部肌肉锻炼，两臂各摇动二十次；做颈部"米"字操，结合头颈部前倾、后仰、左倾、右倾各十次，然后缓慢摇头，左右转各十次。

附：验案分享

病例 高某，女，46岁，山东省济南市人。

主　　诉：颈部酸楚疼痛，左手麻木2年余，伴头晕加重。

现 病 史：颈部酸楚，左手麻木2年余，伴失眠、头痛、头晕，头晕严重时伴恶心、呕吐，平时左耳耳鸣，急躁易怒，面容痛苦，精神疲倦，舌质红、苔黄腻，脉沉涩。查体：左肩有一条索状物，推之可移动，压痛明显。CT结果显示：第3~5颈椎后缘骨质增生，颈椎呈反弓状。

诊　　断：颈椎病。

治疗原则：疏风散寒，活血化瘀。

选择穴区：风府穴区、肝脾穴区、阿是穴区。

调理过程： 扶阳透灸风府穴区、肝脾穴区、阿是穴区，每日1次。半个月后，患者头痛、头晕、失眠症状减轻，一个月后诸症消除，后期施保健灸。

强直性脊柱炎

强直性脊柱炎是一种以脊柱为主要病变部位的慢性疾病，是由遗传和环境等多种因素共同作用引发的，主要累及脊柱、骶髂关节，引起脊柱强直，活动困难，并可有不同程度的眼、肺、肾等多个器官的损害。属于中医痹症的范畴。

【穴区处方——主穴】

心肺穴区、肝脾穴区、命门穴区。

【穴区处方——配穴】

关元穴区。

【灸疗疗程】

10次为1个疗程，疗程间休息2~5天，至少3~6个疗程。

【穴区灸法操作】

主穴区透灸，自觉热感透向胸腹部、腰骶部并向任脉、督脉传导，自觉项背部有紧、压、酸、胀、痛感，灸至灸感消失。

配穴区定位准确，灸至热感传导扩散至整个胸腹腔至腰骶部逼，并向下肢传导。

每周不少于5次，躯体部施灸40~50分钟/次。

【辅助疗法】

在脊柱夹脊穴上寻找压痛点或者敏感点进行针刺操作，留针30分钟左右，也可以于扎针的同时进行艾灸，针刺的疗程可以跟随艾灸的疗程。

【生活调摄】

（1）在治疗期间，患者需要充分休息，避免身体过度疲劳和长期熬夜。平时还要改善不良的坐姿和站姿，预防强直性脊柱炎进一步加重。

（2）均衡饮食，多吃新鲜的水果和蔬菜，例如香蕉、火龙果、胡萝卜等，此类食物中的营养成分比较丰富，能够增加机体的抵抗力和免疫力，防止病情发作。

（3）在身体允许的情况下，患者可以适当进行散步、打太极、练瑜伽等运动，来增强关节的活动性，保持脊柱的灵活性。

附：验案分享

病例 万某，男，33岁，上海市公安局静安分局法医。

主　　诉：颈、腰部僵硬疼痛不适2年，晨起痛感加重。

现 病 史：患者两年前开始感觉颈部不适，后又伴腰部不适数月且逐渐僵硬，活动不便，疼痛感明显加重，早晨需侧身才能起床，起床后感觉到背部脊柱边上似有尖物碰擦。X线检查：颈椎生理弧度稍变直，两侧颈椎4—5椎间孔变窄，前纵韧带钙化，腰4—5椎间小关节间隙模糊，两骶髂关节周围骨质密度增高，骶髂关节间隙狭窄。查全血：HLA-B27阳性。

诊　　断：强直性脊柱炎。

治疗原则：温阳益气，通络止痛。

选择穴区：风府穴区、命门穴区、关元穴区配伍足三里、三阴交。

调理过程：取风府穴区、命门穴区、关元穴区配伍足三里、三阴交施灸，每次每个穴区40分钟，每日1次。灸到35次后，患者背部疼痛改善。灸到50多次，患者痛感明显缓解。坚持灸疗半年，患者日常可以抬头、转头，走路如常人，可进行骑车、打羽毛球、跳绳等体育活动。

● 风湿/类风湿性关节炎

风湿性关节炎是一种常见的急性或慢性结缔组织炎症。通常所说的风湿性关节炎是风湿热的主要表现之一，临床以关节和肌肉游走性酸楚、红肿、疼痛为特征。受累关节多为膝、踝、肩、肘、腕等大关节，常见由一个关节转移至另一个关节，部分病人几个关节同时发病。不典型的病人仅有关节疼痛而无其他炎症表现，急性炎症一般于2~4周消退，不留后遗症，但常反复发作。

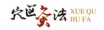

类风湿关节炎是一种以侵蚀性、对称性多关节炎为主要临床表现的慢性、全身性自身免疫性疾病，确切发病机制不明，基本病理改变为关节滑膜的慢性炎症、血管翳形成，并逐渐出现关节软骨和骨破坏，最终导致关节畸形和功能丧失，早期诊断、早期治疗至关重要。

两者均属于痹症的范畴，多指风、寒、湿等邪气侵袭经络，气血闭阻不通，引起肌肉、关节、筋骨等处出现酸、痛、麻、重及屈伸不利或关节灼热肿大等症状。

【穴区处方】

阿是穴区、命门穴区、关元穴区。

【灸疗疗程】

10次为1个疗程，疗程间休息2~5天，至少3~6个疗程。

【穴区灸法操作】

主穴区透灸，自觉热感透向胸腹部、腰骶部并向任脉、督脉传导，自觉项背部有紧、压、酸、胀、痛感，灸至灸感消失。

每周不少于5次，腰腹部20~30分钟/次，四肢部30~40分钟/次。

【辅助疗法】

可在阿是穴区进行针灸操作，也可在扎针的同时进行艾灸，针刺的疗程可以跟随艾灸的疗程。

【生活调摄】

（1）避免进行重体力劳动，适当增加休息时间，以免加重病情。

（2）适当增加营养的摄入，可适当多进食淡水鱼类、瘦肉、鸡蛋以及青菜、葡萄等维生素、蛋白质含量丰富的新鲜果蔬与肉蛋类食物。

（3）防寒保暖，提防跌扑。

附：验案分享

病例1 冯某，女，61岁，河北省保定市莲池区人。

主　　诉：左腿凉，膝关节僵硬疼痛十几年，遇冷后加重并伴抽筋。

现 病 史：平时左腿冰凉，膝关节僵硬疼痛十几年，遇冷后疼痛僵硬加重，抽筋可持续十几分钟。

诊　　断：风湿性关节炎。

治疗原则：温阳益气，通络止痛。

选择穴区：阿是穴区、命门穴区、肝脾穴区、涌泉穴。

调理过程：从脚部涌泉穴开始施灸，随后灸小腿、膝盖、大腿阿是穴区，最后灸命门穴区、肝脾穴区。第2次灸完，患者感觉腿不凉了。灸到第10次，抽筋和疼痛的症状明显改善。持续施灸到30多次，各症状基本消除。为巩固疗效，后期施保健灸。

病例2 曹某，女，40岁，山东省济南市历下区人。

主　　诉：手指关节、腕关节、脚趾关节疼痛，阴雨天疼痛加重。

现 病 史：手指关节、腕关节、脚趾关节疼痛，阴雨天疼痛加重，类风湿因子测定结果为阳性。

诊　　断：类风湿性关节炎。

治疗原则：温阳散寒，祛湿止痛。

选择穴区：阿是穴区、命门穴区、关元穴区。

调理过程：取阿是穴区、命门穴区、关元穴区进行扶阳透灸，连续施灸20天，休息3~5天。施灸2个月后，患者手脚的疼痛症状完全消除，但是遇阴雨天仍有酸胀感。持续施灸1个月，命门穴区和关元穴区交替施灸，患者的所有症状完全消除。后改为保健灸以巩固疗效。

骨质增生

骨质增生又称为增生性骨关节炎、骨性关节炎、退变性关节病、老年性关节炎、肥大性关节炎，是由于构成关节的软骨、椎间盘、韧带等软组织变性、退化，关节边缘形成骨刺、滑膜肥厚等变化，而出现骨破坏，引起继发性的骨质增生，导致关节变形，当受到异常载荷时，引起关节疼痛，活动受限等症状的一种疾病。

骨质增生属中医的痹证范畴，与外伤、劳损、瘀血阻络、感受风寒湿邪、痰湿内阻、肝肾亏虚有关。

【临床表现】

气血虚弱：头项酸痛不适，肩臂麻木不仁，少寐多梦，自汗盗汗，头晕目眩，心悸气短，面色少华，女性患者每于经后症状加重或经期紊乱，舌淡苔薄白，脉细弱。

肝肾亏虚：肩颈不舒，头脑胀痛，眩晕，不可转侧，伴神疲乏力，健忘少寐，腰膝酸软，舌体瘦、质红绛、少苔或无苔，脉弦细。

痰湿阻滞：头项强痛，肩臂酸胀不适，肢体沉重，伴有头重脑胀，胸脘满闷，少食多寐，苔白腻，脉沉滑。

气滞血瘀：头颈肩背及四肢麻木、刺痛、痛有定处且拒按，夜间加重，伴有头晕眼花，视物模糊，失眠健忘，惊惕不安，胸闷胸痛，烦躁，面色不华，舌质紫黯或有瘀斑，脉多细涩和弦涩。

【灸疗原则】

气血虚弱：年老体弱，气血衰少，气虚则腠理不密，风湿寒邪乘虚侵袭，经脉闭阻，气血运行不畅，血虚筋骨失于濡养皆可致病。《张氏医通》："妇人鹤膝风证，因胎产经行失调……而为外感所伤。"治宜益气养血，通络行痹。

肝肾亏虚：肾藏精，主髓；肝藏血，主筋。年老体弱，肝肾精血日渐亏少，筋骨失去滋荣。《张氏医通》："膝痛无有不因肝肾虚者。"治宜益精补肾，滋阴熄风。

痰湿阻滞：中年以后，肾气渐虚，气化无力，水不得化气即停蓄而为痰饮；且体虚易招风邪侵入，风痰相搏，阻滞颈部经络而发病。《杂病源流犀烛》："发于脚膝，始而肿，继乃溃烂成疮者，名脚气疮，由肾虚为风湿所搏，攻于脚下足上。"治宜燥湿化痰，理气通络。

气滞血瘀：由于外伤和劳损，使椎体缘组织间隙出血而成瘀，瘀血阻滞经络发为本病。《张氏医通》："因卧湿地，流入脚膝，痹弱疼重。"治宜活血化瘀，疏通经络。

【穴区处方】

阿是穴区、命门穴区、关元穴区。

【灸疗疗程】

10次为1个疗程，疗程间休息2~5天，至少3~6个疗程。

【穴区灸法操作】

主穴区透灸，自觉热感透向胸腹部、腰骶部并向任脉、督脉传导，自觉项背部有紧、压、酸、胀、痛感，灸至灸感消失。

每周不少于5次，腰腹部20~30分钟/次，四肢部30~40分钟/次。

【小偏方】

取威灵仙粉末适量，用适量的白醋调和成糊状外敷于患处，再以医用胶布固定，一般贴敷6~8小时，每个人的体质不一样，可以根据皮肤的耐受情况调整贴敷时间。

【生活调摄】

（1）均衡饮食，多食用蔬果及富含抗氧化剂的食物，避免烟酒及咖啡。

（2）保持适当运动，节制饮食，控制体重，避免肥胖。

（3）选择舒适的软底鞋子，冷热水交替泡脚。

附：验案分享

病例 时某，女，52岁，湖南省资兴市东江人。

主　　诉：膝关节、小腿疼痛多年。

现 病 史：患者膝关节疼痛多年，医院确诊其患有膝关节骨质增生，建议行手术治疗，考虑到术后病情有可能复发，患者一直坚持保守治疗，曾打过封闭，做过针灸、针刀、热敷等，治疗期间疼痛虽有所缓解，但时有复发，疼得严重的时候患者无法下床，浑身发抖。

诊　　断：痹症，经络痹阻型。

治疗原则：通经，活络，消瘀，止痛。

选择穴区：命门穴区、关元穴区、阿是穴区。

调理过程： 患者距离笔者艾灸馆大约700米远，来馆途中，由于患者疼痛难忍，行走艰难，于是笔者带着一个热敷袋去接，只见患者疼得浑身发抖，坐在路边大哭，用热敷袋缓解了疼痛之后方才艰难进馆。直接扶阳透灸阿是穴区、命门穴区、关元穴区。第1次灸完，患者疼痛感明显减轻。第3次灸完，患者可以扶着腿自己走着来馆。灸完20次后，疼痛基本改善，只有增生的部位还有点疼痛感，但是已不影响正常活动。为巩固疗效，继续施保健灸。

肩周炎

肩周炎又称粘连性肩关节囊炎、肩关节周围炎、五十肩、肩凝症、冻结肩，是常见病、多发病。好发于50岁左右的中老年人，女性多于男性，左侧多于右侧，双侧同时发病者少见。主要临床表现为肩关节疼痛、活动受限、压痛、怕冷，梳头试验阳性，肩部X线平片、MRI检查有助于诊断。

肩周炎属于中医痹症的范畴，多因风、寒、湿等邪气侵袭经络，气血闭阻不通而致。

【穴区处方】

阿是穴区、肝脾穴区。

【灸疗疗程】

10次为1个疗程，疗程间休息2~5天，至少3~6个疗程。

【穴区灸法操作】

主穴区透灸，自觉热感透向胸腹部、腰骶部并向任脉、督脉传导，自觉项背部有紧、压、酸、胀、痛感，灸至灸感消失。

每周不少于5次，腰腹部20~30分钟/次，四肢部30~40分钟/次。

【辅助疗法】

（1）在肩周部位寻找压痛点、硬结点或肌肉绷紧处，运用弹拨等推拿手法进行粘连松解，打开关节活动度。

（2）在疼痛不适的部位进行刮痧、拔罐、刺血、针灸等操作。

（3）增加功能练习，提高身体柔韧性，注意防寒保暖。

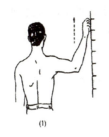 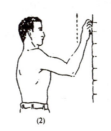 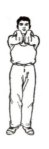 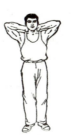 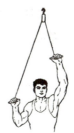

(1)　　　　　　　(2)

【生活调摄】

（1）避免暴力牵拉，预防外伤

（2）确保卧室空气流通，但不可直接吹风。

（3）多食用豆类食品及新鲜蔬果，对筋骨、经络、风湿痹痛等极为有益。

附：验案分享

病例 杨某，男，66岁，湖北省武汉市武昌人。

主　　诉：右肩疼痛，不能上举月余，夜间尤甚。

现 病 史：右肩疼痛，不能上举，无明显外伤史。右肩及上臂疼痛逐渐加剧，夜间尤甚，功能性活动逐渐缩小，严重影响患者的工作和睡眠。曾尝试打封闭、电兴奋等方法调治，效果不明显。

诊　　断：肩周炎。

治疗原则：温阳散寒，祛湿止痛。

选择穴区：阿是穴区、肝脾穴区。

调理过程：取肝脾穴区及肩部阿是穴区施灸30分钟，施灸完成后，患者右臂可抬举300次、外展100次，病好大半。施灸5次后，患者右臂可抬举700次、外展400次、内收400次，肩部活动自如，疼痛消失。10次为1个疗程，施灸2个疗程后患者痊愈。随访两年未复发。

腰痛（腰肌劳损、腰椎间盘突出、腰三横突综合征）

腰痛指腰部感受外邪，或因劳伤，或由肾虚而引起气血运行失调、脉络绌急、腰府失养所致，表现为以腰部一侧或两侧疼痛为主要症状。

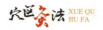

《医学入门》:"虚者灸之,使火气以助元阳也。"艾灸可以用于治疗各种虚寒证、寒厥证、虚脱证。实者以祛邪活络为要,施之以活血化瘀、散寒除湿、清泻湿热等法,多见于瘀血腰痛。

《医学入门》:"热者灸之,引郁热之气外发。"艾灸还具有行气活血、消瘀散结的作用。

【临床表现】

腰部一侧或两侧疼痛为本病的基本临床特征。

疼痛性质:隐痛、胀痛、酸痛、濡痛、绵绵作痛、刺痛、腰痛如折。

腰痛与气候变化无关。劳累腰痛加重,休息后痛势缓解。腰痛影响功能活动,如腰部转摇不能或不可以俯仰等。腰痛固定或辐射其他部位,引起腰脊痛、腰背痛、腰股痛、腰尻痛等。

【灸疗原则】

腰痛以虚实论治,虚实兼夹者,应分清主次,标本兼顾治疗。虚者以补肾壮腰为主,兼调养气血。

【穴区处方——主穴】

命门穴区、涌泉穴区。

【穴区处方——配穴】

下肢配穴:委中、承山、足三里。

膝关节配穴:膝眼、血海、阳陵泉。

【灸疗疗程】

10次为1个疗程,疗程间休息2~5天,至少3~6个疗程。

【穴区灸法操作】

主穴区透灸,自觉热感透向胸腹部、腰骶部并向任脉、督脉循行处传导,自觉项背部有紧、压、酸、胀、痛感,灸至灸感消失。

配穴区定位准确,灸至热感传导扩散至腰背部及下肢部。

每周不少于5次,腰腹部40~50分钟/次,四肢部10~20分钟/次。

【辅助疗法】

（1）在腰部寻找压痛点，运用弹拨等推拿手法对竖脊肌进行疏通以缓解疼痛。

（2）在疼痛不适的部位施以刮痧、拔罐、刺血、针灸等操作方法。

（3）进行必要的康复锻炼。

【温馨提示】

艾灸辅以中医技术的综合调理方法需要坚持三个月以上。

在艾灸的调理过程中可能会出现疼痛加重的情况，这是常见的灸后反应，如果没有其他不适，建议坚持施灸。

【生活调摄】

（1）避免潮湿的生活、工作环境，勿坐卧于湿地或冒雨涉水，劳作汗出后及时擦拭身体或饮姜汤水驱散风寒。

（2）注意避免跌、仆、闪、挫。

（3）劳逸适度，节制房事，勿使肾精亏损，肾阳虚败。

（4）体虚者可适当食用具有补肾功效的食品和药物。

附：验案分享

病例1 卢某，男，69岁，宁夏回族自治区银川市兴庆区人。

主　　诉：经常腰痛，严重时生活不能自理，复发3天。

现 病 史：患者经常腰痛，严重时生活不能自理。曾多次于当地医疗机构就诊，CT检查结果显示：腰椎间盘突出，腰椎退行性病变。骨伤科会诊建议患者行手术治疗，但考虑自身的经济情况及复发等因素，患者采用了药物口服及注射的治疗方式，疼痛减轻后出院。此次复发3天。

诊　　断：腰椎间盘突出。

治疗原则：通经活络，止痛。

选择穴区：阿是穴区、命门穴区。

调理过程：扶阳透灸阿是穴区、命门穴区，每天每个穴区施灸40分钟。施灸3次后，疼痛感明显减轻。持续施灸20次后，疼痛基本消除，能够正常生活。

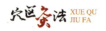 冯某，女，70岁，四川省成都市金牛区人。

主　　诉：腰腿痛10年，加重近1年。

现 病 史：患者腰腿痛，疼痛沿双下肢膀胱经向下，腰阳关、承山穴均有明显压痛，直腿抬高试验阳性。平素全身无力，多梦，怕冷，下肢发凉，饮食不佳。CT结果显示：腰3~4椎间盘突出。

诊　　断：腰痛，肝肾亏虚型。

治疗原则：补益肝肾，温阳止痛。

选择穴区：阿是穴区、命门穴区，配合针刺、刺血。

调理过程：取阿是穴区、命门穴区直接施灸，每日1次。火针刺腰3~4椎夹脊穴、环跳、承扶、委中、昆仑各穴，每3日1次。刺血选委中穴，双侧交替使用，每次放血10~30mL，3~5日1次。共治疗1个月，诸症皆消，可正常上班。自觉双下肢有力，饮食增加，能参加体力劳动。随访半年未复发。

二、筋伤（腱鞘囊肿、腱鞘炎、急性扭伤）

中医中，筋的含义较广，包括骨关节周围的皮下组织、肌肉、肌腱、筋膜、关节囊、滑液囊、韧带、腱鞘、血管、周围神经、椎间盘纤维环、关节软骨等。筋伤多因各种暴力或慢性劳损，或外感风、寒、湿、邪侵袭，导致气血凝滞，筋脉失养，局部伤瘀挟痹。

【临床表现】

急性筋伤多为筋断、筋离位和扭伤，尤以筋断为多见。筋断又要分辨完全断裂和不完全断裂。不完全筋断裂表现为局部疼痛肿胀，活动受限，偶能勉强地自主活动，被动活动并无异常；完全筋断裂则丧失活动能力或可查及异常活动。

慢性筋伤要辨外邪性质和筋伤部位。

【灸疗原则】

治以活血祛瘀、舒筋通络、益气养血、补益肝肾为主。

【穴区处方】

阿是穴区、肝脾穴区。

【灸疗疗程】

10次为1个疗程,疗程间休息2~5天,至少3~6个疗程。

【穴区灸法操作】

主穴区透灸,自觉热感透向胸腹部、腰骶部并向任脉、督脉传导,自觉项背部有紧、压、酸、胀、痛感,灸至灸感消失。

每周不少于5次,腰腹部40~50分钟/次,四肢部10~20分钟/次。

【生活调摄】

（1）平时注意适度锻炼,避免过度劳累。

（2）注意保暖,预防外伤。

（3）多食豆类食品及新鲜蔬果,对筋骨、经络、风湿痹痛等极为有益。

三、消化性溃疡

消化性溃疡主要指发生于胃和十二指肠的慢性溃疡,是一种常见病和多发病。主要症状有反：复发作的中上腹疼痛,呈周期性、节律性,与饮食有关,可伴泛酸、嘈杂感、暖气、恶心、呕吐,严重者可有吐血、便血、穿孔、幽门梗阻、癌变等并发症。属中医胃脘痛、呕吐、吐酸等范畴。

《东医宝鉴·胃脘痛》："痰饮胃脘痛。胃中若有流饮清痰作痛,腹中漉漉有声,及手足寒痛,或腰膝背胁抽掣作痛……"

《医醇賸义》："肝为将军之官,其体阴,其用阳,故为刚脏。一有郁结,气火俱升,上犯胃经,痛连胁肋。"

【灸疗原则】

治以疏肝理气、消食导滞、温经散寒、益气养血为主。

【穴区处方】

中脘穴区、肝脾穴区。

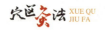

【灸疗疗程】

1次/天，7~10天为1个疗程，疗程间休息2~3天，至少6~8个疗程。

【辅助疗法】

配合中脘、天枢、足三里、内关针刺。可以先进行针刺，在留针期间联合艾灸，实施温针灸。

【生活调摄】

（1）避免精神刺激及过度劳累，养成良好的生活饮食习惯。

（2）少食多餐，忌饱食、暴食，宜食温软、清淡、易消化食物。

（3）注意保暖，避免寒凉、刺激的食品和饮料。

附：验案分享

病例 ▶ 周某，男，45岁，江西省南昌市东湖区人。

主　　诉：胃脘灼痛2年余。

现 病 史：胃脘灼痛，时作时止，胁肋隐痛，口干口苦，恶心纳差，形体消瘦。胃镜检查结果显示：胃体和胃窦黏膜充血、水肿、糜烂，胃体有0.1cm大小溃疡斑。幽门螺杆菌检测（－）。

诊　　断：胃痛，湿热中阻型。

治疗原则：疏肝理气，温经散寒。

选择穴位：中脘穴区、肝脾穴区，配伍足三里。

调理过程：取中脘穴区、肝脾穴区，配伍足三里施灸，每日1次，每次每穴区各施灸25分钟。施灸3次后，患者胃脘灼痛稍缓减，余症如前，坚持施灸20天，诸症消除。胃镜检查结果显示：胃体胃窦黏膜无水肿、无糜烂。后期施保健灸。随访一年，未复发。

四、失眠（不寐）

失眠常表现为入睡困难、睡眠质量下降和睡眠时间减少，记忆力、注意力下降。轻者入睡困难，时寐时醒，醒后不能再寐，重者可彻夜不眠。

不寐有虚实之分，虚证多属阴血不足，责在心脾肝肾；实证多因肝郁化火，食滞痰浊，胃腑不和。

《景岳全书·不寐》："无邪而不寐者，必营气之不足也，营主血，血虚则无以养心，心虚则神不守舍。"

《景岳全书·卷十八·不寐》："盖寐本乎阴，神其主也，神安则寐，神不安则不寐。"

《灵枢·大惑论》："卫气不得入于阴，常留于阳。留于阳则阳气满，阳气满则阳跷盛；不得入于阴则阴气虚，故目不瞑矣。"

《灵枢·邪客》："今厥气客于五脏六腑，则卫气独卫于外，行于阳，不得入于阴。行于阳则阳气盛，阳气盛则阳跷陷，不得入于阴，阴虚，故目不瞑。"

《类证治裁·不寐》："思虑伤脾，脾血亏损，经年不寐。"

《杂病源流犀烛·不寐多寐源流》："有心胆惧怯，触事易惊，梦多不祥，虚烦不寐者。"

艾灸之法可对腧穴、经络产生温热效应，起到祛风散寒、健脾利湿、温经活血、补益五脏的功效，既能散寒又能清热，实泻虚补，对机体有双向调节的作用。

【临床表现】

心脾两虚：多梦易醒，心悸健忘，饮食减少，面色少华，舌淡，脉细。

心肾不交：心烦不寐，头晕耳鸣，咽干，烦热盗汗，腰膝酸软，精神萎靡，健忘，男性伴有滑精阳痿，女性伴有月经不调，舌尖红、少苔，脉象细数。

肝郁化火：急躁易怒，不寐多梦，甚至彻夜不眠，伴头晕脑胀，目赤耳鸣，口干而苦，便秘溲赤，舌红苔黄。

痰热内扰：症见不寐，呕恶胸闷，苔腻脉滑。

【灸疗原则】

不寐多为情志所伤，劳逸失度，久病体虚，饮食不节等，引起阴阳失交、阳不入阴而形成。临床辨证需分清虚实，治疗当以补虚泻实、调整阴阳为原则。

心脾两虚：治宜补养心脾，益气生血，养血安神。

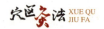

心肾不交：治宜滋阴补肾，降火益精。

肝郁化火：易急躁易怒，治宜疏肝泄热，镇心安神。

痰火内扰：易痰多胸闷，治宜清化痰热，和中安神。

【穴区处方——主穴】

中脘穴区、涌泉穴区。

【穴区处方——配穴】

心脾两虚：心肺穴区、神门。

心肾不交：神门、复溜。

肝郁化火：太冲、行间。

痰火内扰：足三里、丰隆。

【灸疗疗程】

10次为1个疗程，疗程间休息2~5天，至少3~6个疗程。

【穴区灸法操作】

中脘穴区透灸，可觉热感透至胸腔并向腰背及下肢传导，灸至灸感消失。

涌泉穴区透灸，可觉热感向下肢传导，灸至灸感消失。

配穴可觉热感透至深部或扩散至整个胸腹部、腰背部及下肢部，灸至灸感消失。

艾灸每周不少于5次，躯体部30~40分钟/次，四肢部10~20分钟/次。

【辅助疗法】

配合四神聪、神门、三阴交、太冲、血海针刺。可以先进行针刺，在留针期间联合艾灸，实施温针灸。

【生活调摄】

（1）注意精神方面的调摄，保持心情舒畅。

（2）饮食有节，均衡营养，忌食辛辣肥甘厚腻之物，睡前避免饮浓茶、咖啡。

（3）养成良好的生活习惯，适当参加体育锻炼，如练气功、打太极等。

（4）营造良好的睡眠环境，卧室宜安静整洁，尽量避免电子产品的刺激。

附：验案分享

病例 ▶ 吴某，男，28岁，上海市浦东新区人。

主　　诉：失眠2年余，入睡困难，睡易惊醒。

现 病 史：患者失眠超过两年，入睡困难，睡后易惊醒，午夜惊醒后更加难以入睡，伴腰酸、多汗、多梦、口干、便溏、怕冷、夜尿频多。曾于上海某医院寻求中医治疗，口服汤药月余，睡眠虽稍有好转，但仍易惊醒。又至上海某精神卫生中心心理门诊求治，该中心给予口服药物治疗，服药期间患者虽可入眠，但睡眠质量极差。患者精神状态差，情绪压抑。

诊　　断：失眠，心肾不交型。

治疗原则：疏肝泄热，镇心安神。

选择穴位：中脘穴区、涌泉穴区。

调理过程：扶阳透灸中脘穴区、涌泉穴区，每天晚上于睡前用艾草浴饼泡脚1小时。坚持两周后，患者入睡困难情况改善，精神好转，多汗、夜尿频多、腰酸以及怕冷等症状缓解，但仍存在早醒的情况，醒后可模糊入眠，多梦症状无明显改善。继续施灸1个月后，患者病情得到明显改善，改为隔日灸。继续施灸1个月后，患者诉顽固性失眠症状消失，睡眠状态恢复正常。后随访3个月未复发。

五、头痛

头痛是以头部的前、后、偏侧部疼痛为主要临床表现的一种自觉症状。外感六淫或内伤致使脏腑功能失调，痰浊血瘀，痹阻经脉，阳气阻塞，浊邪上锯，肝阳上亢，精髓气血亏损而发为本病。疼痛部位不同，持续时间长短不一，常与肝、脾、肾三脏有关。

《灵枢·口问》："上气不足，脑为之不满"，"补其不足，泻其有余，调其虚实，以通其道，而去其邪。"气属阳，能温煦头府；气能生血，血属阴，能濡养脑髓。艾灸之法兼具补益气血、温经散寒、扶正祛邪、疏肝熄风之功效。

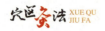

【临床表现】

颅内病变（如脑出血、脑膜瘤、脑水肿、癫痫）引起的疼痛多较剧烈，多为深部的胀痛、炸裂样痛，常不同程度地伴有呕吐、神经系统损害体征、抽搐、意识障碍、精神异常，以至生命体征的改变。

颅外头颈部病变（血管异常、神经炎、五官及口腔疾病）呈现与脉搏一致的搏动性痛或胀痛，低头、受热、用力、咳嗽等均可使头痛加重。

神经官能症及精神病，多因血管功能失调或精神紧张所致，出现血管性头痛或肌收缩性头痛；焦虑症头痛多伴有明显的焦虑不安，如嚎哭、呼叫等夸张表现。

【灸疗原则】

疏通局部经络与气血是总的治疗原则。外感头痛施以疏风解表化湿；内伤头痛治以滋肾平肝，补气活血化痰。

外感所致属实，以风为主，治以祛邪活络为主，视其邪气性质之不同，分别采用祛风、散寒、化湿、清热等法。

内伤所致多虚，治以补虚为要，视其所虚，可益气升清、滋阴养血、益肾填精。

风阳上亢，治以熄风潜阳为主；痰瘀阻络，又当化痰活血为法；虚实夹杂，需扶正祛邪并举。

【穴区处方——主穴】

阿是穴区。

【穴区处方——配穴】

外感风寒：心肺穴区、曲池。
痰浊上扰：中脘穴区、丰隆。
气血不足：中脘穴区、血海、足三里。
肝阳上亢：太冲、行间。

【灸疗疗程】

10次为1个疗程，疗程间休息2~5天，至少2~3个疗程。

【穴区灸法操作】

阿是穴区透灸，可觉热感透至头部深层，灸至灸感消失。

配穴区可觉热感灸至深部，扩散至整个胸腹部、腰背部及下肢部。

艾灸每周不少于5次，头部20~30分钟/次，背腹部30~40分钟/次，四肢部10~20分钟/次。

【辅助疗法】

艾灸的同时可以配合头部刮痧、拨筋或者五指梳头等法，针灸效果更为明显。

【生活调摄】

（1）适量运动，调畅情绪，心情愉悦很重要。

（2）注意劳逸结合，避风寒，限食辛辣及烟酒，保持大便通畅。

附：验案分享

病例 陈某，女，36岁，湖南省长沙市宁乡市人。

主　　诉： 反复头痛10余年，复发加重1周。

现 病 史： 自生育后出现头痛症状，尤以巅顶痛为主。10余年间偶有复发，但未予重视，未曾系统诊治。一周前，无明显诱因下头痛再次复发加重，时有头胀欲裂之感。睡眠质量极差，每晚噩梦连连。

诊　　断： 头痛。

治疗原则： 祛风散寒、补气活血。

选择穴位： 百会穴区、关元穴区、涌泉穴区。

调理过程： 百会穴区施灸15分钟，关元穴区施灸25分钟，涌泉穴区施灸20分钟。第1次灸完，头痛稍有缓解，患者对疗效很是满意。连续施灸7天，头痛症状明显改善，改为3天灸1次。施灸2周后，头痛症状基本消失，后改为保健灸。随访至今，未见复发。

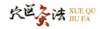

六、面瘫（面瘫、面肌痉挛、面神经炎）

本病多由人体正气不足，经脉空虚，风寒、风热及痰浊之邪乘虚侵袭，致使面部气血痹阻，筋脉失养，经筋纵缓不收而致。

《千金要方》："卒中风口喎，以苇管筒长五寸，以一头刺耳孔中，四畔以面密塞，勿令泄气，一头纳黄豆一颗，并艾烧之令燃，灸七壮即瘥。"

《针灸集成》："以苇筒长五寸切断，一头插耳孔，以泥面密封于筒之口畔，而外出筒头安艾灸七壮，左取右，右取左。"

《灵枢·经筋》："卒口僻，急者目不合，热则筋纵，目不开，颊筋有寒则急，引颊移口；有热则筋弛纵，缓不胜收，故僻。"

《诸病源候论·风口候》："风邪入于足阳明手太阳之经，遇寒则筋急引颊，故使口喎僻，言语不正，而目不能平视。"

【临床表现】

以一侧面部肌肉麻木，口眼歪斜为主要临床表现。

面瘫起病急、多突发，伴见恶风寒，肌肉关节酸痛，耳下压痛，脉浮，苔薄白等表现，属风寒袭于表卫，治宜祛风解表。

若面瘫兼有内热、口渴、汗出、大便干结，为表寒里热证，治宜解表清里。

若无表症而见面瘫，多因风痰阻络，治宜疏风化痰。

【灸疗原则】

活血通络，疏筋牵正。

风寒者宜祛风散寒，风热者宜疏风泄热。

久治不愈的面瘫，多为正气不足，风痰瘀血留聚于面部络脉所致，一般先用活血化瘀、清痰通络法，继用调补气血法。

【穴区处方——主穴】

阿是穴区。

【穴区处方——配穴】

风寒：心肺穴区、合谷、曲池。

风热：曲池、合谷。

气血不足：中脘穴区、合谷。

【灸疗疗程】

10次为1个疗程，疗程间休息2~5天，至少3~6个疗程。

【穴区灸法操作】

阿是穴区透灸可觉热感透至胸腹部、腰背部及下肢部，灸至灸感消失。配穴区可觉热感灸至深部，扩散至整个胸腹部、腰背部及下肢部。

艾灸每周不少于5次，头部20~30分钟/次，背腹部30~40分钟/次，四肢部10~20分钟/次。

【辅助疗法】

配合地仓、颊车、阳白、承泣、攒竹、曲池、合谷等穴针刺。

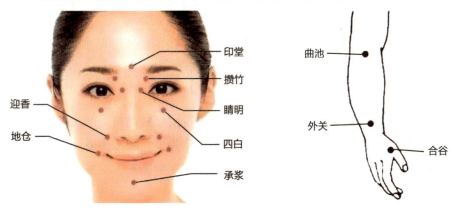

针刺每天1次，可行温针灸或者连接电针仪，30天为一个疗程，一般1~3个疗程。

【生活调摄】

（1）面瘫的发生多与风寒有关，应注意防寒，酒后、浴后应注意保暖。

（2）平素痰多者宜食新鲜蔬果，少食肥甘厚味之品，以绝生痰之源。

（3）保持心情愉悦，睡眠充足，适量运动，增强体质，提升免疫力。

附：验案分享

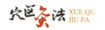 刘某，女，35岁，江苏省徐州市泉山区人。

主　　诉：左侧面肌痉挛3年，加重近2个月。

现 病 史：面部以眼角、嘴角抽搐为主，每受情绪影响或受凉时加重，每日发作数十次。患者面无光泽，全身疲乏无力，精神不振，记忆力减退，腰膝酸软，饮食欠佳，消瘦。

诊　　断：面痉，风寒袭络型。

治疗原则：祛风散寒，活血通络。

选择穴位：阿是穴区、风府穴区，配伍两侧足三里、三阴交。

调理过程：取面部阿是穴区、风府穴区及两侧足三里、三阴交施灸，配合电针仪治疗，每日1次。治疗15天后，患者各症状明显缓解。1个月后，全部症状基本消除。随访6个月未复发。

七、中风后遗症（偏瘫、口齿不清）

中风后遗症是指中风（即脑血管意外）经治疗后遗留下来的口眼歪斜、语言不利、半身不遂等症状的总称。常因本体先虚，阴阳失衡，气血逆乱，痰瘀阻滞，肢体失养所致。痰瘀为本病的主要病理因素，痰瘀阻滞脉络而致肢体不能随意运动，久则患肢枯瘦，麻木不仁。

《金匮要略·中风历节病脉证并治》："夫风之为病，当半身不遂。""邪在于络，肌肤不仁；邪在于经，即重不胜；邪入于腑，即不识人；邪在于脏，舌即难言，口吐涎。"

《类证治裁·中风》："半身不遂，因气血不至，故痛痒不知。经曰：营虚则不仁，卫虚则不用，营卫俱虚，则不仁且不用。"

特别提示：中风后遗症在发病后的前6个月内的康复方案是获得理想功能恢复的最佳时期，超过一年及以上的中风后遗症康复方案效果一般不理想。因此，一年以内的中风后遗症康复以功能恢复为主要目的，一年及以上的中风后遗症康复以增强体质、提升免疫力、提高生活质量为主。所以，调理中风后遗症要根据患者的具体情况明确调理的主要目的。

【临床表现】

气虚血瘀：肢体偏枯不用，肢软无力，面色萎黄，舌质淡紫或有瘀斑，苔薄白，脉细涩或细弱。

肝肾亏虚：半身不遂，患肢僵硬，拘挛变形，舌强不语，或偏瘫，肢体肌肉萎缩，舌红脉细，或舌淡红，脉沉细。

风痰瘀阻：口眼歪斜，舌强语謇或失语，半身不遂，肢体麻木，苔滑腻，舌暗紫，脉弦滑。

【灸疗原则】

气虚血瘀：气虚血瘀，脉阻络痹。治宜益气养血，化瘀通络。

肝肾亏虚：阴血不足，筋脉失养。治宜滋养肝肾。

风痰瘀阻：风痰阻络，气血运行不利。治宜疏风化痰，行瘀通络。

【穴区处方——主穴】

命门穴区、关元穴区、百会穴区。

【穴区处方——配穴】

气虚血瘀：三阴交、血海、足三里。

肝肾亏虚：肝脾穴区、涌泉穴区。

风痰瘀阻：中脘穴区、阴陵泉、丰隆。

偏瘫肢体施灸：

上肢以肩关节、肘关节、腕关节和手部为重点施灸部位。

下肢以髋关节、膝关节、踝关节和脚部为重点施灸部位。

【灸疗疗程】

艾灸：10次为1个疗程，疗程间休息2~5天，至少3~6个疗程。

针灸：1次/天，7~10天为1个疗程，疗程间休息2~3天，至少10个疗程。

【穴区灸法操作】

命门穴区、关元穴区透灸，可觉热感透至胸腔并向腰背及下肢传导，灸至灸感消失。

配穴可觉热感透至深部或扩散至整个胸腹部、腰背部及下肢部，灸至灸感消失。

艾灸每周不少于5次，头面部20~30分钟/次，躯体部30~40分钟/次，四肢部10~20分钟/次。

【辅助疗法】

针刺取穴：百会穴、四神聪，患侧肢体的阳明经穴，可以先进行针刺，在留针期间联合艾灸，实施温针灸。

建议去正规的康复医疗机构进行正确的康复训练，可以恢复部分肢体功能，也可以预防肢体出现废用性挛缩。

【生活调摄】

（1）半身不遂：应积极指导和辅助患者进行功能康复锻炼，宜从简单的屈伸动作开始，要求活动充分，合理适度，避免损伤肌肉和关节。

（2）语言不利：出现语言障碍的患者情绪多焦虑，护理中要多接触患者，尽早诱导和鼓励患者说话，耐心纠正其发音，由简到繁，坚持不懈。

（3）口角歪斜：临床上常见患侧眼睑闭合不全、口角下垂、流涎，不能鼓腮、皱额、闭眼，鼓励患者多做眼、嘴、面部运动，并经常按摩患处。

（4）中风后遗症的患者会产生自卑、自暴、自弃的消极情绪，护理人员应同情、关心病人，给予其精神鼓励，舒其情志，增强其信心。

（5）戒烟酒，规律饮食，且注意低盐低脂，保持充足的睡眠。

附：验案分享

病例 孙某，男，73岁，河北省沧州市东光县人。

主　　诉：脑出血后右侧肢体失灵，语言不清，生活不能自理1年。

现 病 史：患者一年前突发昏迷，经住院检查诊断为脑出血，救治1月余，神志不清，又经中西医康复治疗半年，疗效不佳。现右侧肢体失灵，语言不清，手足浮肿，手指挛缩，舌质红、苔薄白，舌体向左偏。血压值为150/100mmHg。

诊　　断：中风后遗症。

治疗原则：疏风化痰，行瘀通络。

选择穴位：阿是穴区、百会穴区、命门穴区，配合针刺、刺血。

调理过程：取阿是穴区、百会穴区、命门穴区施灸，配合患侧肩髃、肩髎、外关、合谷、风池、环跳等穴针刺；舌下金津、玉液刺血；同时进行相应的肢体运动。治疗10天后，言语表达较以前清晰，上下肢可以稍微活动，手足浮肿消失。治疗1个月后，言语表达清楚流畅，上肢活动稍差，下肢已能走路，血压值为140/90mmHg。灸疗并随访半年，生活已能自理。

八、小儿脑性瘫痪

小儿脑性瘫痪俗称脑瘫。是小儿时期常见的中枢神经障碍综合征，病变部位在脑，累及四肢，主要表现为运动障碍及姿势异常。常伴有智力低下、惊厥发作、行为异常、听力障碍、视力障碍等，是导致儿童肢体残疾的主要疾病之一，归属中医"五迟、五软、五硬"范畴。

【灸疗原则】

一般患儿的年龄越小，康复的效果越好。治以化瘀、祛风、养血、通络为主。

【穴区处方】

百会穴区、命门穴区、关元穴区。

【灸疗疗程】

1次/天，7~10天为1个疗程，疗程间休息2~3天，治疗至少半年以上。

【辅助疗法】

于百会穴、大椎、肾俞、命门、阳陵泉、足三里等施以针刺及推拿按摩，配合正规的肢体康复训练。

【生活调摄】

（1）小儿宜食滋养清润的食物，如参枣桂圆粥、百合香梨饮、梗米山药粥等。

（2）小儿忌偏食，少食刺激性食物或过多糖类，保证睡眠充足、营养均衡。

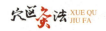

（3）对患儿不过分保护，不怜悯，不放弃，多鼓励患儿参加游戏和活动。

九、消化不良

消化不良是由胃动力障碍所引起的疾病，也包括胃蠕动不好的胃轻瘫和食道反流病，属中医脘痞、胃痛、嘈杂范畴，其病在胃，涉及肝脾，病机主要为脾胃虚弱，气机不利，胃失和降。

正常生理情况下，脾主运化，胃主受纳；脾主升，胃主降。如果时常暴饮暴食，过食生冷，食谷不化，痰湿困阻，终会导致脾气不升，胃气不降。倘若胃气不降反升，则嗳气反酸，呕吐烧心；脾气不升反降，则中气下陷，出现胃脘坠胀，纳呆早饱，大便自利不禁。

从五行来讲，胃属土，肝属木；脾喜燥而恶湿，胃喜湿而恶燥。如果长期情志失调，抑郁不舒，使肝气郁结，疏泄失司，肝木克土，则脾胃失和。

此外，如果脾胃素虚或劳倦伤脾，脾胃气虚，中焦不运，水谷不化，聚成痰湿，进而使中焦气机升降失常；脾胃虚弱，健运失司，水反为湿，谷反为滞，湿滞久郁化热，寒热互结胃脘。

以上终致胃肠运动功能紊乱，上则胸闷哽咽，中则胃脘胀痛，下则大便秘结。所以，在治疗功能性消化不良时，要注意健脾和胃，疏肝理气，使脾气得升，胃气得降，肝气得舒，病则得治。

《素问·痹论》："饮食自倍，肠胃乃伤。"

《素问·六元正纪大论》："木郁之发……民病胃脘当心而痛，上支两胁，膈咽不通，食饮不下。"

《医学正传·胃脘痛》："初致病之由，多因纵恣口腹，喜好辛酸，恣饮热酒煎煿，复餐寒凉生冷，朝伤暮损，日积月深……故胃脘疼痛。"

《类证治裁·嘈证》："若胃过燥，则嘈杂似饥，得食暂止，治当以凉润养胃阴，或稍佐微酸；若热病后胃津未复，亦易虚嘈，治当以甘凉生胃液，或但调其饮食；若胃有痰火，或恶心吞酸，微烦少寐，似酸非酸，似辣非辣，治宜温通；但由脾胃饮食不化，吐沫嗳腐，治宜健运。"

【灸疗原则】

治以疏肝健脾、滋阴温通、理气和胃、消食导滞、养阴益胃为主。

【穴区处方】

中脘穴区、肝脾穴区。

【灸疗疗程】

1次/天，7~10天为1个疗程，疗程间休息2~3天，至少5~7个疗程。

【辅助疗法】

配合中脘、天枢、足三里、内关、阴陵泉、太冲等针刺及腹部推拿。可以先进行针刺，在留针期间联合艾灸施温针灸。

【生活调摄】

（1）重视饮食调摄，少食多餐，食物宜营养丰富、清淡易消化。

（2）应保持精神愉快，避免忧思恼怒及情绪紧张。

（3）劳逸结合，避免劳累，病情较重时需适当休息。

（4）注意胃部保暖，不要受寒。

附：验案分享

病例 许某，男，62岁，天津市南开区人。

主　　诉：消化不良，食欲缺乏，胃下垂。

现 病 史：患者为一名退休演员，因长期随剧组到处拍戏，生活不规律，饥饱热凉不定，导致消化不良，食欲缺乏，胃脘部常有下垂感，不能仰卧。B超检查结果显示：胃下垂16cm。

诊　　断：胃下垂，气血亏虚型。

治疗原则：滋阴温通，理气和胃。

选择穴位：百会穴区、中脘穴区，配伍足三里。

调理过程：施灸8次后，患者自诉症状减轻，饮食和睡眠均有改善。坚持施灸3个月后，不适症状全部消除，患者精神焕发，气色良好。

十、胆囊炎

胆囊炎是由细菌性感染或化学性刺激（胆汁成分改变）而引起的胆囊炎性病变，为胆囊的常见病，多因肝胆郁热、疏泄失常所致，与肝、胃关系密切。主要症状有右上腹疼、恶心、呕吐和发热等。

《灵枢·胀论》："胆胀者，胁下痛胀，口中苦，善太息。"

《医醇賸义·胀》："胆气血皆少，为清静之腑，寒气干之，故胁痛口苦；气郁不舒，故善太息也。当轻扬和解，后辛汤主之。"

《景岳全书·杂证谟》："胁痛之病本属肝胆二经，以二经之脉皆循胁肋故也。然而心、肺、脾、胃、肾与膀胱亦皆有胁痛之病。"

《金匮翼·胁痛统论》："肝郁胁痛者，悲哀恼怒，郁伤肝气。"

【灸疗原则】

治以疏肝利胆、活血化瘀、和降通腑为主。

【穴区处方】

中脘穴区、肝脾穴区。

【灸疗疗程】

1次/天，7~10天为1个疗程，疗程间休息2~3天，共2~3个疗程。

【辅助疗法】

配合胆俞、胆囊穴、三阴交、天枢、阳陵泉针刺及拔罐治疗，可以先进行针刺，在留针期间联合艾灸，实施温针灸。

【生活调摄】

（1）合理饮食，忌暴饮，忌食油炸、辛辣之物。

（2）食用蔬果，如多食橙子可以预防和减少胆病发生。

（3）保持精神舒畅，劳逸结合，适当锻炼，防止肥胖。

艾灸加手法疏通

艾灸疗法简称"灸法"或"灸疗",是一种用艾绒制成的艾炷或艾条,或掺合其他药物,对准或放置在体表一定的部位或穴位上燃烧之,使其产生特有之气味与温热之刺激,借灸火的温和热力和药物的作用透入肌肤,通过经络的传导作用深入脏腑,温通经络,调和气血,扶正祛邪,调整生理功能,增强抗病能力,起到防病治病、保健强身之功效。

手法疏通是一种非药物的自然疗法、物理疗法。通常指操作者运用推、拿、按、摩、揉、捏、点、拍等形式多样的手法,作用于患者的不适之处或特定的腧穴,以达到疏通经络、推行气血、扶伤止痛、祛邪扶正、调和阴阳的疗效。

一、乳腺增生

乳腺增生是一种生理增生与复旧不全造成的乳腺正常结构的紊乱,是常见的非炎性、非肿瘤的良性增生性疾病,以双侧乳房胀痛和乳房肿块为主要临床特征,常伴有月经失调及情绪改变。

《外科医案汇编》:"乳中结核,虽云肝病,其本在肾。"

《疡科心得集》:"乳中有核,何以不责阳明而责肝?以阳明胃土最畏肝木,肝气有所不舒,胃见木之郁,惟恐来克,伏而不扬,气不敢舒,肝气不舒,而肿硬之形成。"

【灸疗原则】

治以疏肝理气,活血化瘀,软坚散结,调肾温通为主。

【穴区处方】

膻中穴区、肝脾穴区。

【灸疗疗程】

1次/天,7~10天为1个疗程,疗程间休息2~3天,共6~8个疗程。

【辅助疗法】

揉压法：用手掌的小鱼际或大鱼际着力于患部，在红肿胀痛处施以轻揉手法，有硬块的地方需反复揉压数次，直至肿块柔软。操作时要注意按摩的方位、力度、顺序、次数等。

揉、捏、拿法：以右手五指着力，抓起患侧乳房，施以揉捏手法，一抓一松，反复操作10~15次。左手轻轻将乳头揪动数次，以扩张疏通乳头部。

也可配合屋翳、合谷、足三里、三阴交、太冲、太溪等穴施以针法。

【生活调摄】

（1）保持乐观的心态，压抑、郁闷、紧张的情绪会加重病情。

（2）合理饮食，多吃新鲜蔬果、粗粮、黑色食物，保持大便通畅。

（3）生活要有规律，多运动，防肥胖。禁滥用避孕药。

二、催乳

催乳为治疗产后缺乳的方法，包括通乳、下乳。产后缺乳多因女子气血虚弱所致，症见乳汁全无，或有亦不多，乳房无胀痛感，面白唇淡，食少便溏，倦怠乏力等。

催乳常选用点、按、揉、拿的按摩手法，以促进局部毛细血管扩张，增加血管通透性，加快血流速度，改善局部的血液循环，进而有利于乳汁的分泌和排出。

【灸疗原则】

治以益气养血、补益通乳、疏肝解郁、调肾温通为主。

【穴区处方】

膻中穴区、肝脾穴区。

【灸疗疗程】

1次/天，5~7天为1个疗程，疗程间休息2~3天，至少2~3个疗程。

【辅助疗法】

产妇在生产后72小时内及时做乳房推拿按摩，不但能促进产妇泌乳，还能有效疏通乳腺管，预防乳腺炎等乳房疾病。

也可配合乳根、中脘、合谷、足三里、少泽、太冲等穴点按。

【生活调摄】

（1）调整自己的心态，努力培养积极乐观的情绪，有利于气血通畅。

（2）适当运动，食用通草鲫鱼汤、丝瓜鲢鱼汤、猪蹄黄豆汤等有助于产妇泌乳。

（3）生活要有规律，多吃黑芝麻、丝瓜、花生、茭白、豆腐等食物，保持大便通畅。

三、胸胁疼痛

胸胁疼痛多见于心肺疾病及肝胆疾病。痛或发于一侧，或同时发于两侧。疼痛性质可表现为胀痛、窜痛、刺痛、隐痛，多为拒按，间有喜按者。常反复发作，一般初起疼痛较重，久则胸胁部隐痛时发。

《诸病源候论·胸胁痛候》："胸胁痛者，由胆与肝及肾之支脉虚，为寒气所乘故也。"

《金匮翼》："肾气虚弱，赢怯之人，胸胁之间，多有隐隐微痛，此肾虚不能纳气，气虚不能生血之故。"

【灸疗原则】

治以疏肝理气、清热利湿、养血调精为主。

【穴区处方】

阿是穴区、中脘穴区、肝脾穴区。

【灸疗疗程】

1次/天，5~7天为1个疗程，疗程间休息2~3天，至少2~3个疗程。

【辅助疗法】

配合揉按支沟、丘墟、二白、大陵、外关、绝骨等穴。双手搓两侧胸胁部；借用语言与患者进行深入沟通，找到其情绪的疏泄通道。

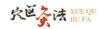

【生活调摄】

（1）保持心情愉悦舒畅，有利于气血调和，经络通畅。

（2）饮食宜清淡，忌食肥甘油腻及刺激性食物。

（3）节制烟酒，起居有常，适当运动，劳逸结合。

四、便秘

便秘是由于大肠传导功能失常而导致的以大便排出困难，排便时间或排便间隔延长为临床特征的一种病症。便秘既是一种独立的病症，也经常于多种急慢性疾病过程中出现。西医学中的功能性便秘即属本病范畴。肠易激综合征、肠炎恢复期、直肠及肛门疾病所致之便秘，药物性便秘，内分泌及代谢性疾病所致的便秘，以及肌力减退所致的便秘皆属于此范畴。

便秘的病因是多方面的，主要有外感寒热之邪，内伤饮食情志，病后体虚，阴阳气血不足等。本病病位在大肠，与脾、胃、肺、肝、肾密切相关。脾虚传送无力，糟粕内停，致大肠传导功能失常，而成便秘；胃与肠相连，胃热炽盛，下传大肠，燔灼津液，大肠热盛，燥屎内结，而成便秘；肺与大肠相表里，肺之燥热下移大肠，则大肠传导功能失常，而成便秘；肝主疏泄气机，若肝气郁滞，则气滞不行，腑气不能畅通，而成便秘；肾主水液而司二便，若肾阴不足则肠道失润，若肾阳不足则大肠失于温煦而传送无力，大便不通，均可导致便秘。归纳起来，形成便秘的基本病机是邪滞大肠，腑气闭塞不通或肠失温润，推动无力，导致大肠传导功能失常。

本病主要临床特征为大便次数减少，常三五日甚至更长时间一次，每次至少需要半小时，常伴腹胀腹痛、头晕头胀、嗳气食少、心烦失眠等症。或粪质干燥坚硬，排出困难，排便时间延长，常因排便努挣而导致肛裂、出血，日久还会引起痔疮；或排便间隔正常，粪质并不干硬，也有便意，但排便无力，排出不畅，常需努挣，排便时间延长，多伴有汗出、气短乏力、心悸头晕等症。由于燥屎内结，可在左下腹扪及质地较硬的条索状包块，排便后消失。

【临床表现】

辨寒热：粪质干结，排出艰难，舌淡苔白滑，多属寒；粪质干燥坚硬，便下困难，肛门灼热，舌苔黄燥或垢腻，则属热。

辨虚实：年高体弱或久病新产，肠失温润，推动无力，虽粪质不干，但欲便不出，常伴有心悸气短，腰膝酸软，四肢不温，舌淡苔白；或大便干结，潮热盗汗，舌红无苔，脉细数，多属虚。年轻气盛，邪滞大肠，腑气闭塞不通，腹胀腹痛，嗳气频作，面赤口臭，舌苔厚，多属实。

【灸疗原则】

虚证：以养正为先，主用滋阴养血、益气温阳之法，酌用甘温润肠之药，正气盛则便通。

实证：以祛邪为主，分别施以泻热、温散、理气之法，辅以导滞之品，邪去便通。

燥热内结：治宜泻热导滞，润肠通便。

气机郁滞：治宜顺气导滞。

津液不足：治宜补气养血，健脾润肠。

脾肾虚寒：治宜温阳润肠，滋阴通便。

【穴区处方——主穴】

中脘穴区、命门穴区。

【穴区处方——配穴】

燥热内结：曲池、涌泉穴区。

气机郁滞：太冲、期门、阳陵泉。

津液不足：上巨虚、足三里、涌泉穴区。

脾肾虚寒：肝脾穴区。

【灸疗疗程】

10次为1个疗程，疗程间休息2~5天，至少2~5个疗程。

【辅助疗法】

中脘穴区、命门穴区透灸，可觉热感透至胸腔并向胸腹部、腰背部及下肢传导，灸至灸感消失。

局部配穴可觉热感透至深部或扩散至整个腰腹部、下肢到脚部，灸至灸感消失。

配合支沟、肾俞、关元、天枢、大肠俞、足三里及脐周、下腹部进行推拿点按。

【生活调摄】

（1）保持心情舒畅，忌忧思恼怒，养成定时排便的习惯。

（2）增加体力活动，加强腹肌锻炼，避免久坐少动。

（3）注意饮食调节，多食富含纤维素的粗粮、蔬菜、水果，避免辛辣燥火之食。

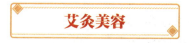

艾灸美容

中医美容是在中医基本理论的指导下，运用中医传统自然疗法，研究健康美丽容貌的养护、损美性防治和生理性缺陷的掩饰与矫正，达到防病健身、抗衰驻颜、维持形神美之目的。

一、柔肝与美容

女性以肝为先天之本，中医美容重视疏肝补血，使全身气机顺畅，可以有效防止衰老。

柔肝是肝阴虚、肝血不足的治疗方法。症见视力减退，两眼干涩，夜盲，头晕耳鸣，或睡眠不熟，多梦，口干津少，肢体麻木，脉弦细等。

肝主升发，喜条达，恶抑郁；肝主疏泄，主藏血、主筋，其华在爪，开窍于目，与胆相表里。

若肝不藏血，致肝血不足，会出现倦怠乏力，视物昏花，夜盲，目赤肿痛及呕血、便血、鼻出血，指甲干脆而薄有棱，色枯灰白无华。

若疏泄不及，引起气机不畅，则易发生情志异常，出现头晕目眩，暴躁易怒，腹胀嗳气，口苦，黄疸，月经不调，肥胖，面部褐斑等症。

《类证治裁》："肝为刚脏，职司疏泄，用药不宜刚而宜柔，不宜伐而宜和。"故肝脏以柔为补。

【灸疗原则】

治以疏肝理气、养血和肝、滋养肝气为主。

【穴区处方】

肝脾穴区。

【灸疗疗程】

1次/天，7~10天为1个疗程，疗程间休息2~3天，至少3~6个疗程。

【辅助疗法】

配合足三里、阳陵泉、三阴交、太冲、大敦、行间、血海、肾俞等艾灸、按摩、刮痧等。

【生活调摄】

（1）保持心情愉悦，睡眠良好，每天保证合适的饮水量。

（2）可多食绿色蔬果，补充高蛋白质、高维生素、低脂肪易消化食物。

（3）坚持锻炼，膳食平衡，常食坚果、海带、西红柿、牡蛎等美颜抗衰之物。

二、护心与美容

涵养心志是保持心理平衡的重要方法。常保持心理平衡的人五脏淳厚，气血匀和，阴平阳秘，故健康美丽。

心主血脉、主神志，在体合脉，开窍于舌，其华在面，与小肠相表里。色泽荣枯、面色改变、神志改变是心气血盛衰的面部反映。

心的气血充沛，血脉畅达，面色则黄中透红或白黑透红，呈现出健康漂亮的面容。若心的气血不足，脉失充盈，血不上荣，则面色淡白、㿠白，甚则枯槁；血脉瘀滞，则面色青紫，枯槁无华。

《黄帝内经》："恬淡虚无，真气从之。"人应持有平淡宁静，乐观豁达，凝神自娱的心境，则气从以顺。

《灵枢·邪气脏腑病形》："十二经脉，三百六十五络，其血气皆上于面而走空窍。"

《黄帝内经素问集注》："心之华在面，故其荣在色。"

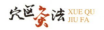

中医美容强调精、气、神及健美的外形和良好的精神风貌，缺一不可。

【灸疗原则】

治以疏通血脉、补益心气、濡养心血为主。

【穴区处方】

膻中穴区、心肺穴区。

【灸疗疗程】

1次/天，7~10天为1个疗程，疗程间休息2~3天，至少3~6个疗程。

【辅助疗法】

配合内关、神门、中冲、天泉、曲泽、伏兔、百会、阴陵泉、印堂等穴艾灸、按摩、刮痧、针刺等。

【生活调摄】

（1）适量运动，保证每晚7~8小时的睡眠时间，睡前泡脚至微出汗。

（2）养成规律的生活习惯，养成清淡的饮食习惯。

（3）宜控烟限体重，保持心情愉悦。

三、健脾与美容

脾的生理功能正常对于维护容貌美、形体美与防治由湿邪所致的损容性皮肤病有着重要意义。健脾亦称补脾、益脾，是治疗脾虚与脾运化功能减弱的方法，可改善面色萎黄、疲倦乏力、少气懒言、食欲不振、食后腹胀、大便溏薄、舌淡苔白、脉缓弱等脾气虚弱症候。

脾主运化、主统血、主生清，在体合肉，开窍于口，其华在唇，与胃相表里，可直接反映出面部及体型的相关问题，如肌肉松弛下垂、毛孔粗大、痤疮等。

脾为后天之本，气血生化之源。脾不统血会导致便血、皮下紫癜、妇女崩漏等病症。

心脾气血两虚会导致心悸怔忡、健忘失眠、盗汗虚热、体倦食少、面色萎黄等病证。

《灵枢·本神》："脾藏营，营舍意，脾气虚则四肢不用，五脏不安。"

《素问·太阴阳明论》:"脾不主时何也?"岐伯曰:"脾者土也,治中央,常以四时长四脏,各十八日寄治,不得独主于时也。脾脏者,常著胃土之精也,土者生万物而法天地,故上下至头足,不得主时也。"

【灸疗原则】

治以健脾祛湿、补中益气、温经活络为主。

【穴区处方】

中脘穴区、肝脾穴区。

【灸疗疗程】

1次/天,7~10天为1个疗程,疗程间休息2~3天,至少3~6个疗程。

【辅助疗法】

配合内关、足三里、神阙、合谷、太冲等穴艾灸、拔罐、刮痧、针刺等。

【生活调摄】

(1)保持好心情,适当锻炼,养成良好的生活习惯。

(2)宜清淡饮食,忌食寒凉辛辣、油腻肥甘之物,戒烟限酒。

(3)适宜食用山药莲子粥、小米南瓜粥、薏米红豆粥、芡实绿豆粥等。

四、强肺与美容

肺主行水,通调水道,主宣发与肃降,开窍于鼻,其华在皮,与大肠相表里。肌肤的水润度和光泽度与肺密切相关,要想皮肤好,一定要学会养肺。

肺气不足,易引起呼吸气短,痰液清稀,声音低怯,神疲乏力,自汗畏风,面色淡白,易患感冒。

肺阴虚者,表现为形体消瘦,口燥咽干,干咳少痰,五心烦热,盗汗颧红,甚则痰中带血,声音嘶哑等。

【灸疗原则】

治以健脾祛湿、补中益气、温经活络为主。

【穴区处方】

膻中穴区、心肺穴区。

【灸疗疗程】

1次/天，7~10天为1个疗程，疗程间休息2~3天，至少3~6个疗程。

【辅助疗法】

配合太渊、太白、足三里、气海等穴艾灸、刮痧等。

【生活调摄】

（1）参加体育锻炼，如步行、打太极、练气功等，提升肺活量。

（2）起居有度，防寒保暖，保证睡眠，保持心情愉悦。

（3）适宜食用山药百合莲子粥、当归羊肉花生汤、银耳鲜梨汤、核桃、莲藕等。

五、益肾与美容

肾主藏精，主生长发育与生殖，主水液，主纳气，主一身阴阳。开窍于耳，其华在骨，与膀胱相表里。肾是决定女人健康和美丽的重要器官，如果肾不好，就会出现黑眼圈、皮肤暗黄、皱纹等未老先衰的症状。

【灸疗原则】

治以滋补肝肾，补中益气，益精填髓为主。

【穴区处方】

命门穴区、涌泉穴区。

【灸疗疗程】

1次/天，7~10天为1个疗程，疗程间休息2~3天，至少3~6个疗程。

【辅助疗法】

配合中脘、关元、气海、足三里、三阴交等穴艾灸、刮痧、针刺等。

【生活调摄】

（1）均衡营养，节制房事，保证睡眠，保持心情愉悦。

（2）参加体育锻炼，如打太极、练气功。

（3）适宜食用山药粟米粥、虫草羊肉汤、韭菜生蚝羹及鲈鱼、海参、桑葚、胡桃等。

六、针灸美容

针灸美容就是运用针刺、艾灸的方法，通过对局部皮肤及穴位的刺激，达到养护皮肤，美化容颜，延缓衰老的目的，此法具有简便易行，无毒无害，安全可靠，效果迅速，适应症广等特点而深受人们欢迎。

【灸疗原则】

治以补气养血、温通经络、扶正祛邪为主。

【穴区处方】

关元穴区、肝脾穴区。

【灸疗疗程】

1次/天，7~10天为1个疗程，疗程间休息2~3天，共6~8个疗程。

【辅助疗法】

配合曲池、合谷、血海、足三里、三阴交、印堂、太阳、迎香等穴针刺，可以先行针刺，在留针期间联合艾灸，实施温针灸。

【生活调摄】

（1）坚持锻炼，膳食平衡，常食木瓜、坚果、海带、西红柿、牡蛎等美颜抗衰之物。

（2）养成良好的生活习惯，保持充足的睡眠，每天保证合适的饮水量。

（3）心情愉悦，戒烟酒，摄入足够的新鲜水果、蔬菜，补充蛋白质。

艾灸养生保健

养生又称摄生、道生。所谓养，即保养、调养、培养、补养、护养；所谓生，即生命、生长、生存、生成。养生是根据生命发展的规律，通过调精神、更饮食、练形体、慎房事、适四时等方法来养护身体，以减少疾病，增进健康，延年益寿的一种综合性保健活动。

"四时养生"是《黄帝内经》在"天人相应"的整体观的指导下，总结

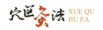

出的先秦诸子百家养生经验。《灵枢·本神》："智者之养生也，必顺四时而适寒暑，和喜怒而安居处，节阴阳而调刚柔""春生、夏长、秋收、冬藏，是气之常也，人亦应之。"人应顺应自然界的季节气候变化，与天地阴阳保持协调平衡，使人体内外环境和谐统一，从而避免疾病，延缓衰老。

《素问·四气调神大论》："春夏养阳，秋冬养阴"。春夏阳虚于内，阳虚则寒，宜用辛热温阳之物以补阳气；秋冬阴虚于内，阴虚则热，宜用寒凉养阴之物以补阴气。在养生实践中，春养生，以顺应春季阳气的生发以舒肝气；夏阳长，以顺应夏季阳气的旺盛以养心气；秋养收，以顺应秋季阳气的收藏以养肺气；冬养藏，以顺应冬季阳气的闭藏以养肾气，从而维护人和自然的和谐统一，达到健康长寿的目的。

一、四时养生保健

春季养生

春季从立春之日起到立夏之日止，包括立春、雨水、惊蛰、春分、清明、谷雨六个节气。春季养生宜夜卧早起，广步于庭，使志生。

《黄帝内经》："春三月，此谓发陈。天地俱生，万物以荣。"春属木，与肝相应。春季养生须掌握春令之气升发舒畅的特点，注意保卫体内的阳气，避免风邪侵袭。适宜食用香椿、豆芽、莴笋、首乌、枸杞、香菜、葱、青菜等。

【灸疗原则】

治以疏肝利胆、养肝柔肝、滋水涵木为主。

【穴区处方】

肝脾穴区、命门穴区。

【灸疗疗程】

1次/天，7~10天为1个疗程，疗程间休息2~3天，至少3~6个疗程。

【辅助疗法】

配合足三里、肝俞、太冲、大敦、期门等穴艾灸、按摩、刮痧等。

夏季养生

夏季指阴历四月至六月，即从立夏之日起到立秋之日止，包括立夏、小满、芒种、夏至、小暑、大暑六个节气。夏季养生宜夜卧早起，无厌于日，使志无怒。

《黄帝内经》："夏三月，此谓蕃秀，天地气交，万物华实。"夏季养生的基本原则为在盛夏防暑邪，在长夏防湿邪。适宜多食用红豆、薏米、大枣、冬瓜、胡萝卜、西瓜等利湿养心之食物。

【灸疗原则】

治以疏通血脉、补益心气、濡养心血为主。

【穴区处方】

心肺穴区、肝脾穴区。

【灸疗疗程】

1次/天，7~10天为1个疗程，疗程间休息2~3天，至少3~6个疗程。

【辅助疗法】

配合肝俞、内关、神门、天泉等穴艾灸、按摩、刮痧等。

秋季养生

秋季是从立秋之日起到立冬之日止，包括立秋、处暑、白露、秋分、寒露、霜降六个节气。秋季养生宜早卧早起，与鸡俱兴，使志安宁。

《黄帝内经》："秋冬养阴""秋者阴气始下，故万物收。"燥为秋季的主气，称为"秋燥"。适宜多食用小米、莲子、百合、山药、梨、南瓜、豆腐、银耳等滋阴润燥之物。

【灸疗原则】

治以健脾祛湿、补中益气、温经活络为主。

【穴区处方】

中脘穴区、心肺穴区。

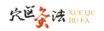

【灸疗疗程】

1次/天，7~10天为1个疗程，疗程间休息2~3天，至少3~6个疗程。

【辅助疗法】

配合太渊、太白、足三里、气海等艾灸、刮痧等。

◐ 冬季养生

冬季从立冬日开始，经过立冬、小雪、大雪、冬至、小寒、大寒，直到立春的前一天为止。冬季养生宜早卧晚起，与待日光，使志若伏若匿。

《黄帝内经》："阳气者，若天与日，失其所，则折寿而不彰。"寒为冬季之主气，冬季适宜多食用黑豆、黑芝麻、牛羊肉、白萝卜、桂圆、海参等食物。

【灸疗原则】

治以滋补肝肾、补中益气、益精填髓为主。

【穴区处方】

命门穴区、涌泉穴区。

【灸疗疗程】

1次/天，7~10天为1个疗程，疗程间休息2~3天，至少3~6个疗程。

【辅助疗法】

配合中脘、关元、大椎、足三里等穴艾灸、刮痧、针刺等。

二、情志养生保健

《素问·上古天真论》："恬惔虚无，真气从之，精神内守，病安从来。是以志闲而少欲，心安而不惧，形劳而不倦，气从以顺。各从其欲，皆得所愿。故美其食，任其服，乐其俗，高下不相慕，其民故曰朴。是以嗜欲不能劳其目，淫邪不能惑其心，愚智贤不肖，不惧于物，故合于道。"

"善医者，必先医其心，而后医其身。"情志的变化直接影响着人体的脏腑气机。《素问·汤液醪醴论》："精神不进，意志不治，故病不可愈。"如果病人精神状态差，意志消沉，即使有好的治疗方法，也难以使疾病痊愈。情绪与疾病之间有着密不可分的联系。

《素问·阴阳应象大论》提出"怒伤肝，悲胜怒；喜伤心，恐胜喜；思伤脾，怒胜思；忧伤肺，喜胜忧；恐伤肾，思胜恐。"元代著名医学家朱丹溪进一步指出："怒，以忧胜之，以恐解之；喜，以恐胜之，以怒解之；忧，以喜胜之，以思解之；思，以胜怒之，以喜解之；恐，以思胜之，以忧解之；惊，以忧胜之，以恐解之；悲，以恐胜之，以怒解之。"

抑郁愤怒

抑郁愤怒为七情之首，轻度的发怒虽有利于压抑情绪的抒发，但是大怒或过怒不仅伤肝，还会伤心、伤胃、伤脑，因此，在养生防病中应戒怒和制怒。

《灵枢·邪气脏腑病形》："若有所大怒，气上而不下，积于胁下，则伤肝。"

《素问·生气通天论》："阳气者，大怒则形气绝，而血菀于上，使人薄厥。"

【灸疗原则】

治以疏肝利胆、养肝柔肝、滋水涵木为主。

【穴区处方】

肝脾穴区、命门穴区。

【灸疗疗程】

1次/天，7~10天为1个疗程，疗程间休息2~3天，至少3~6个疗程。

【辅助疗法】

配合足三里、肝俞、太冲、大敦、期门等穴艾灸、按摩、刮痧等。

喜乐狂欢

喜乐是七情中最积极、最良好的情绪，经常保持喜悦、愉快的心情有利于人们的身心健康。但过喜则伤心，甚至因喜而病。

《黄帝内经》："喜则气和志达，荣卫通利，故气缓矣。"人在心情高兴时，营卫之气运行通畅，但过度喜悦会使人心气涣散，所以说喜则气缓。

《寓意草》："昔有新贵人，马上扬扬得意，未及回寓，一笑而逝。"

【灸疗原则】

治以疏通血脉、补益心气、儒养心血为主。

【穴区处方】

心肺穴区、肝脾穴区。

【灸疗疗程】

1次/天，7~10天为1个疗程，疗程间休息2~3天，至少3~6个疗程。

【辅助疗法】

配合肝俞、内关、神门、天泉等穴艾灸、按摩、刮痧等。

思虑

《类修要诀·养生要诀》："少思虑以养其神。"过度劳心用脑和思虑容易消耗心神，致使脾气留中而不行，产生头昏、失眠、多梦、纳呆的症状。反之，若能够适度思虑，用脑有节，则能够起到强心健脑、增智益寿的功效。

《灵枢·口问》："忧思则心系急，心系急则气道约，约则不利，故太息以伸出之。"

《灵枢·师传》："人之情，莫不恶死而乐生，告之以其败，语之以其善，导之以其所便，开之以其所苦，虽有无道之人，恶有不听者乎？"

【灸疗原则】

治以健脾祛湿，补中益气，温经活络为主。

【穴区处方】

膻中穴区、中脘穴区。

【灸疗疗程】

1次/天，7~10天为1个疗程，疗程间休息2~3天，至少3~6个疗程。

【辅助疗法】

配合心俞、脾俞、内关、合谷、神阙、太冲、足三里等穴艾灸、拔罐、刮痧等。

忧郁伤悲

忧郁悲伤是对人体有害无益的一种情绪，伤心过度会导致抑郁、身体免疫功能下降、自主神经调节紊乱、呼吸循环系统疾病等。

《灵枢·本神》："是故怵惕思虑者则伤神，神伤则恐惧流淫而不止，因悲哀动中者，竭绝而失生……愁忧者气闭塞而不行。"我们应注意在生活、工作中进行自我调节，培养乐观的精神和开朗的性格。

【灸疗原则】

治以健脾祛湿、补中益气、温经活络为主。

【穴区处方】

中脘穴区、心肺穴区。

【灸疗疗程】

1次/天，7~10天为1个疗程，疗程间休息2~3天，至少3~6个疗程。

【辅助疗法】

配合太渊、太白、足三里、气海等穴艾灸、刮痧等。

惊悚恐惧

惊悚恐惧是危害较大的一种情绪。惊则气乱，恐则气下，惊恐可导致心神不宁，气机逆乱，肾气不固，阴阳涣散，从而出现心慌、失眠、大小便失禁等血气失常、精神失常的证候。在日常养生防病中，要积极锻炼自己勇敢、坚强的性格，同时避免接触惊恐的环境和因素。

《素问·经脉别论》："有所堕恐，喘出于肝，淫气害脾。有所惊恐，喘出于肺，淫气伤心。"

《素问·血气形志》："形数惊恐，经络不通，病生于不仁，治之以按摩醪药。"

【灸疗原则】

治以滋补肝肾、补中益气、益精填髓为主。

【穴区处方】

命门穴区、关元穴区。

【灸疗疗程】

1次/天，7~10天为1个疗程，疗程间休息2~3天，至少3~6个疗程。

【辅助疗法】

配合中脘、少商、内关、涌泉、大椎、足三里、三阴交等穴艾灸、刮痧等。

三、饮食养生保健

饮食养生是以中医理论为基础，通过调整饮食，注意饮食宜忌，合理摄取食物等，以增进健康，预防和治疗疾病，延年益寿为目的的一门养生保健方法。

饮食营养是精、气、神产生的基础。饮食通过胃的受纳及脾的运化，其精微物质输布营养全身，充实肾精，化为真气补养五脏，使机体气血充盛，显现出精充、气足、神旺的状态。

《黄帝内经》："五味入胃，各归所喜，故酸先入肝、苦先入心、甘先入脾、辛先入肺、咸先入肾，久而增气，物化之常也。"又曰："五谷为养，五果为助，五畜为益，五菜为充。"

《素问·阴阳应象大论》："气味辛甘发散为阳，酸苦涌泄为阴。"

五味入五脏，是人体不可或缺的营养物质。不同味道的食物不仅可以调剂口味，增进食欲，帮助消化，更可以满足五脏的营养需要，保持机体的阴阳气血平衡。若五味失和则会使五脏失调而影响机体健康。

酸味入肝

酸味具有敛汗、止汗、止泻、涩精、收缩小便等作用。五味中的酸味对应五季中的春，与肝、木、风相呼应。"酸入肝"是指吃山楂、乌梅等酸味食物或药物可以达到滋肝阴，养肝血的功效，也就是以酸养肝。

《黄帝内经》："春三月，此谓发陈，天地俱生，万物以荣。"春季，人的肝气比较旺盛，肝气过旺则会影响到脾，容易出现脾胃虚弱的病症。所以，中医强调"春日宜省酸增甘，以养脾气"，过食酸味会使肝功能偏亢，故春季饮食宜选辛、甘的食物，饮食要清淡可口，不可太过油腻，因为油腻的食物会加重脾胃的负担。

【穴区处方】

肝脾穴区、命门穴区。

【灸疗疗程】

1次/天，7~10天为1个疗程，疗程间休息2~3天，至少3~6个疗程。

【辅助疗法】

配合足三里、肝俞、太冲、大敦、期门等穴艾灸、按摩、刮痧等。

【食疗选择】

选用绿色食物及蔬果，宜选咸辛、甘温之品，增加蜂蜜、牛奶、米粥的摄入。

五谷类：如五谷豆浆、荞麦、黑米、高粱、燕麦等。

蔬果类：如芽菜、绿叶蔬菜、扁豆、草莓、榴莲、红枣、桂圆、栗子等。

肉类：如牛肉、鲫鱼、鲈鱼、黄鳝等。

常用食谱：小米绿豆粥、百合糯米粥、栗子牛肉羹、山药青笋炒鸡肝、核桃粟米羹、鲫鱼豆腐汤。

苦味入心

苦味具有清热、泻火、燥湿、降气、解毒的作用。五味中苦味对应五季中的夏，与心、火、暑相呼应。夏时暑盛湿重，心火当令，而苦味食品如苦瓜、杏仁等多含有生物碱、氨基酸、苦味素、维生素及矿物质，因此具有消暑退热、促进血液循环、舒张血管、健脾利胃等功用。但过食苦味食物容易导致胃肠功能紊乱，甚至损伤脾胃，不但会影响食欲，更有可能诱发腹痛、腹泻等病症。所以，夏季适宜增加辛味、咸味之物，以消除因夏季天气炎热、气温高、湿度大而造成的体液消耗以及痰湿瘀阻所致的倦怠、乏力、厌食、失眠等症。

【穴区处方】

心肺穴区、肝脾穴区。

【灸疗疗程】

1次/天，7~10天为1个疗程，疗程间休息2~3天，至少3~6个疗程。

【辅助疗法】

配合肝俞、内关、神门、天泉等穴艾灸、按摩、刮痧等。

【食疗选择】

选用红色食物及蔬果，宜食辛咸、酸味之物。

蔬菜类：如海带、紫菜、苋菜、黄瓜、莴笋、芹菜等。

果实类：如龙眼、芝麻、百合、莲子等。

肉蛋类：如瘦肉、鱼类、蛋类、鸭肉等。

常用食谱：西红柿牛肉羹、冬瓜排骨汤、黄芪猪肚鸡汤、小米百合粥、凉拌苦菊杏仁、西洋参瘦肉汤、清蒸薯类等。

甘味入脾

甘味即甜味，具有补益、和缓、解痉的作用。五味中甘味对应五季中的长夏，与脾、土、湿相呼应。夏秋之交，湿热多雨，热蒸水腾，为一年中湿气最重的季节，最易损伤脾胃阳气。此外，汗为心之液，长夏汗多外泄易耗伤心气，所以，长夏养心非常关键。

夏季饮食应做到"温暖，不令大饱，时时进之……其于肥甘厚腻当戒"。肥甘厚腻之物易生痰湿，夏日炎炎，痰湿加重容易让人产生心烦焦躁和厌烦情绪，出现谵语、神昏症状，甚则诱发精神病，故宁心静神尤为重要。

【穴区处方】

中脘穴区、肝脾穴区。

【灸疗疗程】

1次/天，7~10天为1个疗程，疗程间休息2~3天，至少3~6个疗程。

【辅助疗法】

配合肝俞、内关、神门、天泉等穴艾灸、按摩、刮痧等。

【食疗选择】

选用黄色食物及蔬果，宜食苦味、辛味之品，增加防暑祛湿类食物的摄入。

祛湿类：如辣椒、姜片、胡椒等。

肉蛋类：如瘦肉、鱼类、鸡蛋、鹌鹑蛋等。

蔬果类：如西红柿、西瓜、杨梅、甜瓜、桃、苦瓜、豆类等。

常用食谱：胡辣汤、排骨冬瓜汤、砂仁猪肚汤、茯苓粳米粥、红豆薏米汤、苦瓜炒鸡蛋等。

辛味入肺

辛味具有发散、行气、活血的作用。五味中辛味对应五季中的秋季，与肺、金、燥相呼应。秋气主燥，辛味属燥，燥易伤肺，秋气与人体的肺脏相通，肺气太强，容易导致人体的津液不足，出现津亏液少的"干燥症"，故秋季不宜食用辛味之物。

秋季万物收敛，饮食调养应遵循"养阴防燥"的原则，勤喝水，防干燥，饮食宜养阴，应"减辛增酸"，增加酸味的摄入以顺应秋季的敛纳之气。

【穴区处方】

中脘穴区、心肺穴区。

【灸疗疗程】

1次/天，7~10天为1个疗程，疗程间休息2~3天，至少3~6个疗程。

【辅助疗法】

配合太渊、太白、足三里、气海等穴艾灸、刮痧等。

【食疗选择】

选用白色食物及蔬果，宜食甘味、酸苦味之品，增加滋阴润燥类食物的摄入。

滋阴类：如银耳、百合、糯米、甘蔗、燕窝、芝麻、核桃、豆腐等。

蔬果类：如苹果、无花果、人参果、秋梨、橙子、白萝卜、竹笋、海带、莲藕、蘑菇等。

肉蛋类：如鱼肉、鳖肉、乌骨鸡、猪肺、鸭蛋、龟肉等。

常用食谱：养生茶类，如麦冬枸杞茶、冰糖菊花茶、决明子茶、荷叶茶；养生汤粥等：胡萝卜猪蹄汤、玉米排骨汤、栗子粳米粥、百合银耳粥、莲藕老鸭煲、枸杞莲子糯米粥、红豆杏仁粥、山药粳米粥、蘑菇土鸡汤等。

咸味入肾

咸味有泻下、软坚、散结和补益阴血的作用。五味之中咸味对应五季中的冬季，与肾、水、寒相呼应，五色对应黑色。

《素问·四气调神大论》："冬三月早卧晚起，必待日光。"冬季养生重在"藏"，藏好精气神，以安定清静为根本。肾主咸味，心主苦味，冬季饮食宜减咸增苦，以补心气、固肾气。宜食温阳保阴之品，忌食生冷、黏、硬之食。

【穴区处方】

命门穴区、关元穴区。

【灸疗疗程】

1次/天，7~10天为1个疗程，疗程间休息2~3天，至少3~6个疗程。

【辅助疗法】

配合中脘、少商、内关、涌泉、大椎、足三里、三阴交等穴艾灸、刮痧等。

【食疗选择】

选用黑色食物及蔬果，宜选用苦味、辛味之品，增加温热性、补阳益气类食物的摄入。

肉蛋类：如羊肉、鸡肉、鸡蛋、鸭蛋、狗肉、鹅肉等。

坚果类：如大枣、黑豆、花生、核桃、栗子、芝麻等。

蔬果类：如白薯、深绿色蔬菜、莲藕、生姜、韭菜、白萝卜、胡萝卜、香菇、木耳等。

养阴补血之中药类：如人参、黄芪、阿胶、鹿茸、当归等。

常用食谱：八宝粥、栗子黄焖鸡、鱼头豆腐汤、凉拌苦瓜木耳、紫菜鸡蛋汤、胡萝卜炖羊肉、白萝卜炖牛肉、猪蹄炖白菜豆腐、海带冬瓜排骨汤、虾仁韭菜鸡蛋饺子等。

四、运动养生保健

运动养生保健是用活动身体的方式实现维护健康、增强体质、延长寿命、延缓衰老的养生方法。

运动养生的核心技法有动体、按摩、行气、调神四种。

（1）动体法：上下俱达，内外皆动；肢体合同，配合联动；数法先天，阴阳相应；动而有时，早晚为佳。

（2）按摩法：摩擦摸揉，以轻为主；数之多少，以热为度；祛病养生，自体为法。

（3）行气法：吸咽吞吐，以息为法；入少出多，阴阳相合；按摩动体，诸法配合。

（4）调神法：诵念为主，法出有为；诸法相合，调神为佐。

动体、按摩、行气、调神四种技法的祛病养生机理如下。

（1）动体法：促进运动部位气血活跃，产生阳热之气，可以祛除气血运行所至之处的阴寒之邪。

（2）按摩法：产生热量，与动体法产生的阳热之气同类相引，使动体法产生的活跃气血流向按摩部位，促使气血流通，从而补虚祛邪。

（3）行气法：鼻入口出，可以祛除五脏实邪，咽津下气可以滋阴去火，屏息闭气可以生发元气。

（4）调神法：益养心神，使神与形阴阳相合，形与神俱，尽度天年。

【穴区处方】

百会穴区、涌泉穴区、关元穴区、命门穴区。

【灸疗疗程】

1次/天，7~10天为1个疗程，疗程间休息2~3天，至少3~6个疗程。

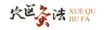

【辅助疗法】

配合膻中、中脘、大椎、曲池、合谷、足三里、阳陵泉、太冲等穴艾灸、刮痧等。

【运动选择】

一个人适合进行哪种运动、运动量多大、持续时间多长,应当根据每个人的性别、年龄、高矮、胖瘦、营养状况、身体素质及环境气候等来制定适合个人特点的运动锻炼项目。

(1)日常健身运动:散步、慢跑、游泳、户外登山等。

(2)现代健身法:瑜伽、骑单车、健身操、健康塑身、广场舞、减肥舞、工间操、各种球类运动等。

(3)传统健身术:武术、气功、太极拳、易筋经、五禽戏、八段锦、太极剑等。

运动养生的注意事项:

(1)适量运动:运动时应根据个人身体状况和运动能力,选择适合自己的运动项目和强度。不宜过度运动,以免引发运动伤害或身体不适。

(2)正确运动姿势:保持正确的运动姿势非常重要,正确的姿势可以减少运动伤害的风险,提高运动效果。

(3)持之以恒:健康养生非一朝一夕之事,体育锻炼一定要持之以恒,坚持到底。

五、沐浴养生保健

沐浴养生是指利用水、日光、空气、泥沙、中药汤液等有形的或无形的天然物理介质,来达到沐浴锻炼、防病健身的方法。

有形的沐浴,如水浴、泥浴等;无形的沐浴,如日光浴、空气浴等;常用的水浴,如冷水浴、热蒸气浴、矿泉浴、药浴等。

【穴区处方】

百会穴区、涌泉穴区、关元穴区、命门穴区。

【灸疗疗程】

1次/天，7~10天为1个疗程，疗程间休息2~3天，至少3~6个疗程。

【辅助疗法】

配合膻中、中脘、大椎、曲池、合谷、足三里、阳陵泉、太冲等穴艾灸、刮痧等。

日光浴

俗话说"万物生长靠太阳"，"火气之精为日"，日光是一切生命的源泉。日光浴指按照一定的方法使日光照射在人体上，引起一系列的生理、生化反应的锻炼方法。不同季节进行适度日光浴可以增强皮肤功能，增进代谢，增加维生素D的合成和吸收，杀灭皮肤上的病原微生物。

作用机理：

以天时的阳气补人体之阳气。人体督脉行经于脊背正中，总督一身之阳经，背日而照直补督脉，对脑、髓、关节、肾精有非常好的补益效果；对静止期结核病、神经官能症、心血管疾病、关节炎、慢性肠炎、佝偻病等疾病患者，都能收到有不同程度的疗效。

注意事项：

（1）进行日光浴需根据个人体质决定照射时间的长短，虚弱者时间宜短些，强壮者、慢性病者时间宜长些。

（2）冬季做好防寒保暖，适度进行日光浴和室外活动，每次30~60分钟为宜。

（3）夏季进行日光浴需要提前做好防暑和防晒，注意头部戴帽子，眼睛戴太阳镜，以气温不超30℃，每次20~40分钟为宜，疲劳、过饱或过饥时不宜进行。

冷水浴

冷水浴是用温度低于25℃的水沐浴，使受浴者身体接受寒冷水温的刺激，以此调整各系统功能，提高机体免疫力。包括浴面、擦浴、淋浴、浸浴、冬泳（一般不建议）等方法。

作用机理：

冷水浴的作用机理一般可分为三个阶段：第一阶段，皮肤接触冷水，外周毛细血管收缩，血液流向深层血管，皮肤颜色变白。第二阶段，外周血管扩张，内脏血液返流向体表血管，皮肤发红，此阶段持续的时间长短与水温、气温、人体对寒冷的耐受能力等因素有关。第三阶段，外周血管再度收缩，皮肤苍白，口唇发紫，身体寒战，出现"鸡皮"现象。冷水浴应在出现第三阶段前结束，这样在冷水浴过程中，周身血管都可受到一缩一张的锻炼。因此，人们又把冷水浴称为"血管体操"，它对增强体质，延年益寿，防治疾病有多方面的良好作用。

注意事项：

（1）冷水浴应先从夏天开始，中间不要间断，一直坚持到冬天。可先做面浴、足浴，然后再做擦浴，最后到淋浴、浸浴。

（2）时间可根据气候及个人的耐受性自行掌握，一般在早晨，也可以在中午或下午，睡前不建议冷水浴。

蒸气浴

蒸气浴指在一间具有特殊结构的房屋里将蒸气加热，人在弥漫的蒸气里沐浴，是一种历史悠久的传统保健疗法。一般分为干热蒸气浴和湿热蒸气浴两种。

作用机理：

蒸气浴时，人处于湿热空气的蒸腾中，腠理、口鼻同时感受，外至肌肤，内及脏腑，都得濡养。既可开发阳气，振奋气机，又能滋阴润燥，利水消肿。经常沐浴可以调和营卫、促进机体新陈代谢、加快血液循环、改善呼吸和心血管系统功能，有利于缓解疲劳，修复损伤组织，对神经系统功能起调节作用。

注意事项：

（1）蒸气浴时，宜根据个人具体情况选定适当温度、湿度和停留时间。

（2）洗蒸汽浴前1小时不能吃东西，蒸汽浴前要喝大量的水。

（3）洗浴时放松自己，浴后休息1~2小时，避免受风寒。

药浴

药浴指在浴水中加入药物的煎液或浸液，或直接用中药蒸汽沐浴全身或熏洗患处，既可以全身熏蒸，也可以局部泡洗。

《老老恒言·盥洗》："（春二月二日）枸杞煎汤具浴，令人不病不老。"民间春节的五香汤、夏天的五枝汤、端午的艾草水都是这类的代表。

《养老有方》："枸杞子煎汤具浴，令人不病不老。"

《黄帝内经》中有"其有邪者，渍形以为汗"的记载，对因外邪侵入而致病者，可用热水浸浴，以使其邪随汗而出。

作用机理：

药物水溶液的有效成分经全身肌表、局部、患处，并经吸收，循行经络血脉，内达脏腑，由表及里，因而产生效应。

注意事项：

（1）应根据病情辨证用药，还要根据病情选择合适的施浴方法，如肛门、外阴、四肢等部位出现病变时，可坐浴、局部浴洗。如病变范围较大，可选择浸泡浴洗。

（2）根据自己的耐热习惯，将水温调至35~40度。水温不宜过高，以免出现烫伤，也不宜过低，否则会影响药浴的效果。

（3）在冬天进行药浴时要注意保暖，在夏天进行药浴时要注意避风，以免在药浴后感冒。

（4）并非所有人都能药浴，冠心病、高血压、主动脉瘤、心功能不全、出血者等人群不宜药浴，以免出现意外。

六、不同人群的养生保健

养生保健的意义有三：强身健体、防病（防未病）、祛病（治已病）。强身健体就是使体质强健；防病就是预防身体不生病、少生病、晚生病；祛病就是身体上的小毛病可以在养护过程中得以祛除，恢复健康状态。

养生保健的基本法则：法于阴阳，和于术数，饮食有节，起居有常，不妄作劳；对外界环境要"虚邪贼风，避之有时"，对人体本身要"恬淡虚无，真气从之，精神内守"。

◎ 胎孕保健

胎孕保健是指从受孕至分娩这段时间，为促进胎儿智力和体质的良好发育所采取的一系列有利于孕妇和胎儿身心健康的保健措施。胎婴在腹，依赖母体脏腑精血营养而生长发育，孕妇的健康状况直接影响胎儿的发育、禀赋及其一生的健康和寿命。

《妇女秘科》："妇女受胎之后最宜调饮食，淡滋味，避寒暑，常得清纯和平之气，以养其胎，则胎元完固，生子无疾。"提示注重胎孕保健，如若保养不慎，可致胎痿不长、流产，或使孕妇多病，胎儿禀赋异常，产生先天性疾患或先天性畸形。

【穴区处方】

中脘穴区、涌泉穴区。

【灸疗疗程】

温灸，每次10分钟，间隔2~3天/次。

【辅助疗法】

配合内关、足三里、太冲、至阴、隐白等穴温灸。

【生活调摄】

（1）孕早期（受孕~3个月）以食开胃、易消化、新鲜蔬果为宜；孕中期（4~7个月）补充营养的鱼肉蛋奶类食物及绿叶蔬菜；孕中晚期（8~10个月）食用优质动植物蛋白类食物及新鲜瓜果，少食含盐、含碱的食物，防水肿。

（2）起居有常，情绪稳定，防寒保暖，保持二便畅通。

（3）劳逸适度，保持衣着干净宽松，戒房事，谨慎用药。

（4）整个孕期，忌食辣椒、胡椒、螃蟹、野味等，戒烟酒及浓茶。

◎ 小儿保健

小儿在外部环境无特殊变化的条件下，在不断的生长发育过程中，经过新生儿期、婴儿期、幼儿期、幼童期（学龄前期）、儿童期（学龄期）五个阶段，因其五脏六腑的功能不够完善，尤其表现为脾、肺、肾三脏的不足，较之成年人更容易患病，因此，小儿应加强日常保健。

小儿生理、病理特点：

生理特点：脏腑娇嫩，形气未充，生机蓬勃，发育迅速。

病理特点：发病容易，传变迅速，脏气清灵，易趋康复。

【穴区处方】

中脘穴区、命门穴区。

【灸疗疗程】

温灸，每次10分钟，每天1次，灸5天休息2天。

【辅助疗法】

配合手部穴位、捏脊，关元、太冲、三阴交、足三里等穴进行小儿推拿。

【生活调摄】

（1）孩子的衣服宜穿脱方便、柔软、吸汗、易洗涤。

（2）睡眠时间一般以10小时左右为宜。

（3）儿童新陈代谢旺盛，每天可洗1~2次澡，保持皮肤清洁。

（4）膳食应富有营养、易消化。

（5）适当进行户外运动，接受阳光照射。

新生儿期

个体出生后，自脐带结扎时起至出生后28天的时间段称为新生儿期。由于其生理调节和适应能力尚不成熟，尤其以第一周死亡率的危险系数最高。

选择母乳喂养最佳，保持房间阳光充足，冬季室温18~20℃为宜，湿度为55%~60%为宜。

每日沐浴，水温以略高于体温为宜；保持室内空气清新，冬季定时开窗换气，夏季避免室内温度过高。

婴儿期

指满月后到满3周岁之前的时期。1周岁后，婴儿生长发育速度较前减慢，智力发育较前突出，语言、思维和应人应物的能力增强，饮食已从乳汁转换为饭菜，传染病发病率较高。

养成良好的饮食习惯，避免偏食，食物宜细、软、烂、碎，营养均衡。

衣着要宽松，睡眠充足，常到户外活动，多晒太阳，增强体质。

饮食宜选择：米油儿、青菜泥、肉松、土豆山药泥、鲜果汁等。

幼童期

即学龄前3周岁后（第4年）到入小学前学龄前期（6~7岁）。这个阶段体格发育速度减慢，而智力发育更趋完善，具有高度可塑性。

食物应多样化，以谷类为主，搭配蔬果、鱼肉蛋奶及豆制品，按时进餐，不宜挑食。

养成良好的作息规律，定时排便，适当进行户外活动，接受日光照射。

饮食宜选择：蛋黄小米南瓜粥、牛奶香蕉松饼、豆腐蒸蛋、蔬菜饼、山药糯米粥、核桃芝麻糊、云吞面、鸡蛋面片儿等。

儿童期

从入小学起（6~7岁）到青春期（女12岁，男13岁）开始之前称学龄期（相当于学龄儿童期）。

此时期小儿体格仍稳步增长，除生殖系统外，其他器官的发育到本期末已接近成人水平。应加强教育，预防近视和龋齿，保证营养均衡，睡眠充足，注意情绪和行为变化。

膳食平衡，加强营养，饮食合理，荤素搭配，进行体能锻炼，全面发展，预防意外事故，培养良好的生活习惯，防治常见的心理行为问题。

饮食宜选择：牛奶、羊奶、动物肝脏、鱼肉、蛋类、豆类、海带、虾皮、菜花等含钙高的食物。

🟡 青少年保健

青少年处于生理与心理迅速发展，却又充满冲突，且各方面发展极不平衡的阶段。这一时期应注重"心"与"身"的健康统一。

【穴区处方】

中脘穴区、命门穴区

【灸疗疗程】

温灸，每次20~30分钟，每天1次，灸5天休息2天。

【辅助疗法】

配合肝俞、合谷、曲池、关元、足三里、涌泉穴区等进行温灸。

【生活调摄】

（1）保持良好的锻炼习惯，选择运动项目时，要同时兼顾力量、速度、耐力、灵敏度等各项素质的发展。

（2）养成良好的生活习惯，不要熬夜，保证充足的睡眠。

（3）营养均衡全面，多食用新鲜蔬果，增加粗粮在主食中的比例，不可自恃体强而暴饮暴食或饥饱寒热无度。对于先天不足，体质较弱者，更应注意发育期的饮食调摄。

（4）学会控制自己的情绪，保持心情豁达。

◯ 中老年保健

中老年一般是指人类生命历程中青年之后的阶段，包括中年和老年。由于全世界的年龄呈普遍增高趋势，世界卫生组织对老年人的划分也提出了新的标准，将44岁以下的人群称为青年人，45到60岁的人群称为中年人，61到70岁的人群称为年轻的老年人，71以上的才称为老年人。把80岁以上的人群称为长寿老人。

《景岳全书·中兴论》："故人于中年左右，当大为修理一番，则再振根基，尚余强办。"由此说明，中年时期的保健至关重要，如调理得当，可以保持旺盛的精力而防止早衰、预防老年病，延年益寿。

【穴区处方】

中脘穴区、命门穴区。

【灸疗疗程】

温灸，每次20~45分钟，每天1次，灸5天休息2天。

【辅助疗法】

配合百会、关元、血海、足三里、涌泉穴区等进行温灸及推拿。

【生活调摄】

（1）保持积极乐观的心态，多与人交流，培养兴趣爱好。

（2）适量的体育锻炼对老年人的健康有很多好处。老年人可以选择一些低强度的运动，如散步、太极拳、瑜伽等，以增强心肺功能和肌肉力量。

（3）保持饮食均衡，摄入足够的营养物质，限制高脂肪、高糖分和高盐分的食物。老年人还要注意定时进食，避免过量进食或暴饮暴食。

（4）谨慎起居，定期进行体检，控制体重，监测血压，在疾病方面要做到早预防、早发现、早治疗，必要时合理用药。

女性养生保健

女性作为人类两性之一，以骨骼纤小、音调细润、皮下脂肪丰富、身体曲线优美并具有乳房、阴道、子宫及能产生卵子的卵巢为特征。由于女性在生理上具有经、带、胎产的特殊性，担任着生儿育女的任务，更需要注意养生保健。

《内经·上古天真论》："女子七岁，肾气盛，齿更发长；二七而天癸至，任脉通，太冲脉盛，月事以时下，故有子；三七肾气平均，故真牙生而长极；四七筋骨坚，发长极，身体盛壮；五七，阳明脉衰，面始焦，发始堕；六七，三阳脉衰于上，面皆焦，发始白；七七任脉虚，太冲脉衰少，天癸竭，地道不通，故形坏而无子也。"

【穴区处方】

关元穴区、涌泉穴区。

【灸疗疗程】

温灸，每次20~45分钟，每天1次，灸5天休息2天。

【辅助疗法】

配合百会、命门、肝俞、肾俞、血海、足三里等穴进行温灸及推拿。

【生活调摄】

（1）女性们一定要学会自我调节，让自己保持一个愉快的好心情，以乐观的心态看待身边的一切事物，最好能培养一些兴趣爱好，为自己营造一个健康的心境。心情不好最容易引起身体的各种不适，保持好心情，减少不良情绪，远离健康隐患。

（2）合理饮食，可常食用牛奶、干果、樱桃、龙眼、乌鸡汤、甲鱼汤、猪肝菠菜汤、山药小米粥、黑芝麻糊、薏米红豆粥、芦笋烧冬瓜、葱烧鳝鱼等食物，不食用含酒精、咖啡因、尼古丁和糖精的食物。日常注意减肥降脂，控制体重。

（3）谨防久视，保证睡眠，适当进行一些户外活动。

脑力劳动者的养生保健

脑力劳动者是指智力劳动大于体力劳动的人群，包括科技、文艺、教育、卫生、财贸、法律、管理等领域的从业人员，他们主要依靠脑力劳动去分析、思维和记忆，存在工作时间不规律、肌肉活动少等问题。

对于脑力劳动者而言，应将健脑强骨、动静结合、协调身心作为养生保健的主要原则，在日常生活中要做到"五戒"：一戒久坐，二戒小病不治，三戒常开"夜车"，四戒用脑过度，五戒生活无规律。

【穴区处方】

命门穴区、百会穴区。

【灸疗疗程】

温灸，每次20~45分钟，每天1次，灸5天休息2天。

【辅助疗法】

配合风府、大椎、肺俞、肾俞、关元等穴进行温灸及推拿按摩。

【生活调摄】

（1）起居有常，保证充足的睡眠，不能熬夜。

（2）适当运动，少喝浓茶、浓咖啡等刺激性饮料。

（3）保持膳食平衡，不吃高热量、高脂肪的食物。适宜食用的食物有：富含必需脂肪酸的核桃、玉米油、芝麻油、花生油等，富含DHA的虾、猪血等；富含脂类的蛋黄、大豆制品、芝麻酱等，富含维生素B的小米、玉米、未经精加工的谷类、核桃、芝麻、香菇等，富含蛋白质丰富的鸡蛋、牛奶、豆类、鱼虾、瘦肉等。

七、身体部位的养生保健

人是一个有机的整体，人体的各个部位，如头部、颜面、五官九窍、皮肤、躯干、四肢、五脏六腑等都是这个整体的一部分。局部和整体是密不可分的。只有整体功能健旺，机体各部分的功能才能正常，反过来，任何局部的功能障碍也必然会影响到整体功能。

◯ 口腔保健

"民以食为天，食以齿为先"。口腔是消化道的起始部分，自幼养成良好的口腔卫生习惯对健康十分有益。口腔卫生的重点在于控制牙菌斑、消除食物残渣及软垢、增强生理刺激，使口腔和牙颌系统有一个清洁健康的良好环境。《千金方》："食毕当漱口数次，令人牙齿不败，口香。"

口腔保健包含固齿保健法和唾液保健法。《抱朴子》："清晨叩齿三百过者，永不动摇。"《素问·宣明五气》："脾为涎，肾为唾。"唾液由脾肾所主，在养生保健中具有特殊价值，是一种与生命密切相关的天然补品，具有助消化、保护消化道、延缓衰老的作用。

【穴区处方】

命门穴区、中脘穴区。

【灸疗疗程】

温灸，每次20~45分钟，每天1次，灸5天休息2天。

【辅助疗法】

配合神阙、关元、气海、脾俞、胃俞、足三里、涌泉穴区等进行温灸。

【生活调摄】

（1）及时清除牙隙间的食物填塞物，饮茶水或用茶水漱口有利于预防龋齿。

（2）选用双侧或两侧交替的咀嚼方法，不挑食，不偏食，睡前刷牙。

（3）纠正婴幼儿吸吮拇指、舔牙、咬牙、咬唇、张口呼吸等不良习惯，避免造成牙齿畸形和错位。

（4）防止外伤，防止四环素、金霉素等可使牙齿发黄或致使牙釉质发育不全的药物损害。

（5）定期检查，每年进行一次牙检或洗牙，发现牙病要及时治疗。

头发保健

头发保健又称美发。头发粗而密集、长而秀美、强韧而有光泽为健康头发的标准。头发与五脏的关系十分密切，"肾其华在发，发为血之余"，头发不仅是肾气盛衰的外在表现，还是人体血气盈亏的标志。通过"察其外毛色枯润"，可"知其内脏腑之病"，头发干枯、脱落、变白多由肝肾不足、气血失调所致。

《素问·上古天真论》："女子七岁、男子八岁前后因肾气盛而齿更发长；女子二十八、男子三十二岁前后因肾气实而发长极；女子三十五、男子四十岁前后因气血始少而发始堕；女子四十二、男子四十八岁前后因肾气衰而发始白。"

【穴区处方】

百会穴区。

【灸疗疗程】

温灸，每次20~45分钟，每天1次，灸5天休息2天。

【辅助疗法】

配合中脘、角孙、翳风、风府、胃俞、足三里等穴进行按摩。

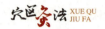

【生活调摄】

（1）在日常生活中，可以多吃一些富含维生素的食物，如黑芝麻、核桃、黑豆等；多吃富含蛋白质的食物，如鸡蛋、牛奶等。

（2）养成良好的生活习惯，避免熬夜，保证充足的睡眠，避免精神压力过大。

（3）改变不合理的洗发护发习惯，如洗头过频，烫染头发，使用劣质洗发水等。

（4）适当进行头皮按摩，促进头部血液循环。

眼睛保健

眼睛有"视万物，别黑白，审短长"的功能，与工作、学习及一切日常活动关系密切，大脑中的大多数知识和记忆都是通过眼睛获取的。

《灵枢·大惑论》："五脏六腑之精气，皆上注于目而为之精。""目者，五脏六腑之精也，营卫魂魄之所常营也，神气之所生也。"眼睛的功能与脏腑经络的关系非常密切，是人体精气神的综合反应。

【穴区处方】

百会穴区、肝脾穴区。

【灸疗疗程】

温灸，每次20~45分钟，每天1次，灸5天休息2天。

【辅助疗法】

配合太阳、攒竹、鱼腰、丝竹空、瞳子髎、承泣等进行点按、刮痧、按摩。

【生活调摄】

（1）饮食营养丰富，常食用新鲜水果、胡萝卜、动物肝脏、决明子茶、菊花粥、豆类、绿豆粳米粥等。

（2）起居有常，避免熬夜和久视，避免光线过暗或过强，尽量不用手揉眼睛。

（3）经常给眼睛做按摩，促进眼周的血液循环，消除眼睛周围的肌肉紧张和疲劳。

耳的保健

耳，古称"窗笼"，《河间六书》称其为"听户"。耳具有接收机械波的功能，能将机械波（声波）转换成神经信号，传递给大脑。耳朵是人与人沟通、感知世界的重要器官，保养耳朵，安全用耳，通过维护耳部健康，可以让我们更好地倾听和感知世界。

耳为肾之窍，通于脑。耳的功能靠精、髓、气、血的充养，尤其与肾关系密切。肾气充足，则听觉灵敏，在中医学中，将耳鸣耳聋作为肾虚辨证的重要指标。

【穴区处方】

命门穴区、涌泉穴区。

【灸疗疗程】

温灸，每次20~45分钟，每天1次，灸5天休息2天。

【辅助疗法】

配合翳风、听宫、脑户、风府、哑门穴等进行点按、刮痧。

【生活调摄】

（1）保持耳道干燥、清洁，定期清洁耳朵可以防止耳垢堆积，但要注意避免习惯性掏耳及不正确的掏耳方式。

（2）运用中医方法对耳朵进行保健，如鸣天鼓、振耳道、旋摩耳轮、揉耳窍等。

（3）避免尖锐刺激或震耳欲聋的外界声响干扰，预防游泳性耳病。

（4）起居有常，情绪稳定，适当体育锻炼，饮食有节，少食肥甘厚腻之物，多食用黑色如黑米、黑豆、黑芝麻、桑葚等补肾食物。

四肢、手足保健

四肢、手足是人体运动的重要器官，机体生命力的强盛与否与四肢、手

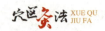

足的功能强弱关系密切。一般而言，手脚灵活四肢有力，则生命力旺盛；若四肢羸弱，手足行动迟缓，则行动力低下，因此，四肢、手足的摄养是强身健体的保证。

上肢以动为养。上肢运动的方法比较多，如摇肩转背、左右开弓、托肘摸背、提手摸头等。现代人上肢的活动多集中在手部，更应多做拉伸、抬举等动作，以提升上臂的活动强度。

下肢宜动宜暖。腿脚乃全身之支柱，承载着人体的全部重量，步履轻快，精神充沛，是人体气足神旺的表现。俗话说"人老腿先衰"，平时可通过站立摆腿、平坐蹬腿、深蹲、扎马步、热水泡浴、按摩脚心等方式来增强腿部力量，使关节灵活，预防肌肉萎缩及下肢静脉曲张等疾病的发生。历代养生学家都认为"足心宜常擦"。所谓搓脚心就是搓脚心部位的足少阳肾经的涌泉穴。睡前洗脚后搓五十到一百次，以热为度，具有固真气，暖肾心，舒肝明目等作用。

【穴区处方】

关元穴区、涌泉穴区。

【灸疗疗程】

温灸，每次20~45分钟，每天1次，灸5天休息2天。

【辅助疗法】

配合合谷、曲池、肩俞、大椎、血海、足三里、三阴交等穴进行点按、刮痧。

【生活调摄】

（1）进行适当锻炼，如上肢甩动法、站立甩腿法、平坐蹬腿法等。

上肢甩动法：双手轻轻握拳，由前而后甩动上肢，先向左侧甩动，再向右侧甩动，然后两肢垂于身体两侧甩动，各24次。

站立甩腿法：一手扶墙或扶树，一脚站立，一脚甩动，先向前甩动右腿，脚尖向上翘起，然后向后甩，脚面绷直，腿亦伸直，如此前后甩动，左右腿各甩动20次。

平坐蹬腿法：平坐，上身保持正直，先提起左脚向前上方缓伸，脚尖向上，当要伸直时，脚跟稍用力向前下方蹬出，再换右脚做，双腿各做20次。

（2）秋冬季节注意防寒保暖，防冻、防裂、防外伤，适当使用护肤用品。

（3）日常可进行推拿按摩，增强四肢、手足的血液循环。

躯干部的保健

躯干部的胸、背、腰、腹是人体脏腑所居之处，保养得当，可促进气血运行，协调和增强全身各部分之间的联系。

《老老恒言·衣》："夏虽极热时，必着葛布短半臂，以护其胸。"说明在日常生活中，胸部宜防寒保暖，以提升胸部气血运行，增强心肺功能。

《养生四要·慎动》："背者五脏之附也，背欲常暖，暖则肺脏不伤。"《摄生消息论·春季摄生消息论》亦说："不可令背寒，寒即伤肺，令鼻寒咳嗽。"背俞穴是五脏六腑经气输注于腰背部的重要穴位，也是风寒外邪容易入侵的地方。日常保养背部十分重要，特别是老年人，若背部入侵寒邪，则容易引发感冒、腰酸背疼、下肢关节不适，甚则引发风湿、心血管疾病。

《内功图说·分行外功诀》："两手摩擦两肾俞穴，各一百二十次。能生精固阳，除腰痛，稀小便。"在传统中医技法和武术中，腰部为生命活动之本，主宰身体的气血运行，通过保护腰部的练功方法，达到强肾健腰、疏通气血的目的。

《养性延命录·食诫篇》："食毕……使人以粉摩腹数百过，大益人。"注意腹部的保暖并加以按摩，促使腹部胃肠蠕动增加，有导滞理气、增强消化功能和防治胃肠疾病等功用。

【穴区处方】

中脘穴区、命门穴区

【灸疗疗程】

温灸，每次20~45分钟，每天1次，灸5天休息2天。

【辅助疗法】

配合关元、气海、神阙、大椎、肺俞、肝俞、脾俞等穴进行点按、刮痧。

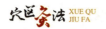

【生活调摄】

（1）注意躯干部的防寒保暖，适当进行体育运动和功练。

（2）饮食宜营养丰富均衡，温软熟淡，多食新鲜蔬果及鱼肉蛋奶类。

（3）适时于前胸后背进行按摩捶背、捏脊推腹，动作忌过快过猛。

附：十大穴区核心穴位及其配穴之定位

表一 十大穴区核心穴位的定位

穴 位		定 位
心肺穴区	肺俞	在背部，当第3胸椎棘突下，旁开1.5寸。《针灸甲乙经》：在第三椎下，两旁各一寸五分
	风门	在背部，当第2胸椎棘突下，旁开1.5寸。《针灸甲乙经》：在第二椎下，两旁各一寸五分
	心俞	在背部，当第5胸椎棘突下，旁开1.5寸。《针灸甲乙经》：在第五椎下，两旁各一寸五分
	厥阴俞	在背部，当第4胸椎棘突下，旁开1.5寸
	膏肓	在背部，当第4胸椎棘突下，旁开3寸
	身柱	在背部，当后正中线上，第3胸椎棘突下凹陷中。《针灸甲乙经》：在第三椎节下间
	神道	在背部，当后正中线上，第5胸椎棘突下凹陷中。《针灸甲乙经》：在第五椎节下间
中脘穴区	上脘	在上腹部，前正中线上，当脐中上5寸。《针灸甲乙经》：在巨阙下一寸，去蔽骨三寸
	中脘	在上腹部，前正中线上，当脐中上4寸。《针灸甲乙经》：在上脘下一寸，居心蔽骨与脐之中
	下脘	在上腹部，前正中线上，当脐中上2寸。《针灸甲乙经》：在建里下一寸
	神阙	在腹中部，脐中央。《针灸甲乙经》：脐中
	梁门	在上腹部，当脐中上4寸，距前正中线2寸。《针灸甲乙经》：在承满下一寸

续表

穴　位		定　位
中脘穴区	建里	在上腹部，前正中线上，当脐中上3寸。《针灸甲乙经》：在中脘下一寸
	滑肉门	在上腹部，当脐中上1寸，距前正中线2寸。《针灸甲乙经》：在太乙下一寸
	天枢	在腹中部，平脐中，距脐中2寸。《针灸甲乙经》：去肓俞一寸五分，侠脐两旁各二寸陷者中
命门穴区	命门	在腰部，当后正中线上，第2腰椎棘突下凹陷中。《针灸甲乙经》：在十四椎节下间
	志室	在腰部，当第2腰椎棘突下，旁开3寸。《针灸甲乙经》：在第十四椎下，两旁各三寸陷者中
	肾俞	在腰部，当第2腰椎棘突下，旁开1.5寸。《针灸甲乙经》：在第十四椎下，两傍各一寸五分
	气海俞	在腰部，当第3腰椎棘突下，旁开1.5寸
	关元俞	在腰部，当第5腰椎棘突下，旁开1.5寸
	腰阳关	在腰部，当后正中线上，第4腰椎棘突下凹陷中。《素问》王冰注：在第十六椎节下间
风府穴区	玉枕	在后头部，当后发际正中直上2.5寸，旁开1.3寸平枕外隆凸上缘的凹陷处。《针灸甲乙经》：在络却后七分，侠脑户傍一寸三分，起肉枕骨入发际三寸
	脑户	在头部，后发际正中直上2.5寸，风府上1.5寸，枕外隆凸的上缘凹陷处。《针灸甲乙经》：在枕骨上，强间后一寸五分
	哑门	在项部，当后发际正中直上0.5寸。《针灸甲乙经》：在项后发际宛宛中
	脑空	在头部，当枕外隆凸的上缘外侧，头正中线旁开2.25寸，平脑户。《针灸甲乙经》：在承灵后一寸五分，侠玉枕骨下陷者中

附：十大穴区核心穴位及其配穴之定位

续表

穴位		定位
风府穴区	天柱	在项部大筋（斜方肌）外缘之后发际凹陷中，约当后发际正中旁开1.3寸。《针灸甲乙经》：在侠项后发际，大筋外廉陷者中
	强间	在头部，当后发际正中直上4寸(脑户上1.5寸)。《针灸甲乙经》：在后顶后一寸五分
	头窍阴	在头部，当耳后乳突的后上方，天冲与完骨的弧形连线的中1/3与下1/3交点处。《针灸甲乙经》：在完骨上，枕骨下，摇动应手
	翳风	在耳垂后方，当乳突与下颌角之间的凹陷处。《针灸甲乙经》：在耳后陷者中，按之引耳中
	风府	在项部，当后发际正中直上1寸，枕外隆凸直下，两侧斜方肌之间凹陷处。《针灸甲乙经》：在项上入发际一寸，大筋内宛宛中，疾言其肉立起，言休其肉立下
	风池	在项部，当枕骨之下，与风府相平，胸锁乳突肌与斜方肌上端之间的凹陷处。《针灸甲乙经》：在颞颥后发际陷者中
膻中穴区	紫宫	在胸部，当前正中线上，平第2肋间。《针灸甲乙经》：在华盖下一寸六分陷者中
	膻中	在胸部，当前正中线上，平第4肋间，两乳头连线的中点。《针灸甲乙经》：在玉堂下一寸六分陷者中
	玉堂	在胸部，当前正中线上，平第3肋间。《针灸甲乙经》：在紫宫下一寸六分陷者中
	中庭	在胸部，当前正中线上，平第5肋间，即胸剑结合部。《针灸甲乙经》：在膻中下一寸六分陷者中
	神封	在胸部，当第4肋间隙，前正中线旁开2寸。《针灸甲乙经》：在灵墟下一寸六分陷者中
	灵墟	在胸部，当第3肋间隙，前正中线旁开2寸。《针灸甲乙经》：在神藏下一寸六分陷者中
	神藏	在胸部，当第2肋间隙，前正中线旁开2寸。《针灸甲乙经》：在彧中下一寸六分陷者中

续表

穴 位		定 位
肝脾穴区	肝俞	在背部，当第9胸椎棘突下，旁开1.5寸。《针灸甲乙经》：在第九椎下，两旁各一寸五分
	脾俞	在背部，当第11胸椎棘突下，旁开1.5寸。《针灸甲乙经》：在第十一椎下，两傍各一寸五分
	魂门	在背部，当第9胸椎棘突下，旁开3寸。《针灸甲乙经》：在第九椎下，两旁各三寸陷者中
	胃俞	在背部，当第12胸椎棘突下，旁开1.5寸。《针灸甲乙经》：在第十二椎下，两旁各一寸五分
	阳纲	在背部，当第10胸椎棘突下，旁开3寸。《针灸甲乙经》：在第十椎下，两旁各三寸陷者中
	膈俞	在背部，当第7胸椎棘突下，旁开1.5寸。《针灸甲乙经》：在第七椎下，两傍各一寸五分
	胆俞	在背部，当第10胸椎棘突下，旁开1.5寸。《针灸甲乙经》：在第十椎下，两旁各一寸五分
阿是穴区	颈椎阿是穴	大椎	在后正中线上，第7颈椎棘突下凹陷中。《针灸甲乙经》：在第一椎上陷者中

阿是穴区	颈椎阿是穴	肩中俞	在背部，当第7颈椎棘突下，旁开2寸。《针灸甲乙经》：在肩胛内廉，去脊二寸陷者中
		肩外俞	在背部，当第1胸椎棘突下，旁开3寸。《针灸甲乙经》：在肩胛上廉，去脊三寸陷者中
		天柱	在项部大筋（斜方肌）外缘之后发际凹陷中，约当后发际正中旁开1.3寸。《针灸甲乙经》：在侠项后发际，大筋外廉陷者中
		风池	在项部，当枕骨之下，与风府相平，胸锁乳突肌与斜方肌上端之间的凹陷处。《针灸甲乙经》：在颞颥后发际陷者中
		风府	在项部，当后发际正中直上1寸，枕外隆凸直下，两侧斜方肌之间凹陷处。《针灸甲乙经》：在项上入发际一寸，大筋内宛宛中，疾言其肉立起，言休其肉立下

续表

穴	位		定 位
阿是穴区	膝关节阿是穴	血海	屈膝，在大腿内侧，髌底内侧端上2寸，当股四头肌内侧头的隆起处。简便取穴法：患者屈膝，医者以左手掌心按于患者右膝髌骨上缘，二至五指向上伸直，拇指约呈45度斜置，拇指尖下是穴。对侧取法仿此。《针灸甲乙经》：在膝膑上内廉白肉际二寸中
		梁丘	屈膝，大腿前面，当髂前上棘与髌底外侧端的连线上，髌底上2寸。《针灸甲乙经》：在膝上二寸两筋间
		膝眼	位于膝关节伸侧面，髌韧带两侧之凹陷中，左右计4穴。内侧成为内膝眼，外侧膝眼与足阳明胃经之犊鼻同位
		犊鼻	屈膝，在膝部，髌骨与髌韧带外侧凹陷中。《针灸甲乙经》：在膝髌下胻上，侠解大筋中
		阳陵泉	在小腿外侧，当腓骨小头前下方凹陷处。《针灸甲乙经》：在膝下一寸，胻外廉陷者中
	肩周阿是穴	肩贞	在肩关节后下方，臂内收时，腋后纹头上1寸。《针灸甲乙经》：在肩曲胛下，两骨解间，肩髃后陷者中
		肩髎	在肩部，肩髃后方，当臂外展时，于肩峰后下方呈现凹陷处。《针灸甲乙经》：在肩端臑上，斜举臂取之
		肩髃	在臂外侧，三角肌上，臂外展，或向前平伸时，当肩峰前下方向凹陷处。《针灸甲乙经》：在肩端两骨间
		臂臑	在臂外侧，三角肌止点处，当曲池与肩髃连线上，曲池上七寸处。《针灸甲乙经》：在肘上七寸，肉端
		臑俞	在肩部，当腋后纹头直上，肩胛冈下缘凹陷中。《针灸甲乙经》：在肩臑后大骨下胛上廉陷者中
	腰椎阿是穴	命门	在腰部，当后正中线上，第2腰椎棘突下凹陷中。《针灸甲乙经》：在十四椎节下间
		腰阳关	在腰部，当后正中线上，第4腰椎棘突下凹陷中。《素问》王冰注：在第十六椎节下间。
		大肠俞	在腰部，当第4腰椎棘突下，旁开1.5寸。《针灸甲乙经》：在第十六椎下，两傍各一寸五分
		气海俞	在下腹部，前正中线上，当脐中下1.5寸。《针灸甲乙经》：在脐下一寸五分
		关元俞	在腰部，当第5腰椎棘突下，旁开1.5寸
		肾俞	在腰部，当第2腰椎棘突下，旁开1.5寸。《针灸甲乙经》：在第十四椎下，两傍各一寸五分

续表

穴 位		定 位
关元穴区	子宫	下腹部，脐中下4寸，前正中线旁开3寸。《针灸大全》：子宫二穴，在中极两旁各三寸
	气海	在下腹部，前正中线上，当脐中下1.5寸。《针灸甲乙经》：在脐下一寸五分
	关元	在下腹部，前正中线上，当脐中下3寸。《针灸甲乙经》：在脐下三寸
	中极	在下腹部，前正中线上，当脐中下4寸。《针灸甲乙经》：在脐下四寸
	水道	在下腹部，当脐中下3寸，距前正中线2寸
	归来	在下腹部，当脐中下4寸，距前正中线2寸
	大赫	在下腹部，当脐中下4寸，前正中线旁开0.5寸。《针灸甲乙经》：在气穴下一寸
百会穴区	百会	在头部，当前发际正中直上5寸，或两耳尖连线中点处。《针灸甲乙经》：在前顶后一寸五分，顶中央旋毛中，陷可容指
	四神聪	在百会前、后、左、右各开1寸处
	通天	在头部，当前发际正中直上4寸，旁开1.5寸。《针灸甲乙经》：在承光后一寸五分
	承光	在头部，当前发际正中直上2.5寸，旁开1.5寸
	囟会	在头部，当前发际正中直上2寸(百会前3寸)。《针灸甲乙经》：在上星后一寸，骨间陷者中
	后顶	在头部，当后发际正中直上5.5寸(脑户上3寸)。《针灸甲乙经》：在百会后一寸五分，枕骨上
	前顶	在头部，当前发际正中直上3.6寸(百会前1.5寸)。《针灸甲乙经》：在囟会后一寸五分，骨间陷者中
涌泉穴区	涌泉	在足底部，卷足时足前部凹陷处，约当第2、3趾趾缝纹头端与足跟连线的前1/3与后2/3交点上。《针灸甲乙经》：在足心陷者中，屈足卷指宛宛中
	太溪	在足内侧，内踝后方，当内踝尖与跟腱之间的凹陷处。《针灸甲乙经》：在足内踝后跟骨上，动脉陷者中
	三阴交	在小腿内侧，当足内踝尖上3寸，胫骨内侧缘后方。《针灸甲乙经》：在内踝上三寸，骨下陷者中

附：十大穴区核心穴位及其配穴之定位

表二　十大穴区核心穴位相关配穴的定位

穴　位	定　位
列缺	在前臂桡侧缘，桡骨茎突上方，腕横纹上1.5寸，当肱桡肌与拇长展肌腱之间。简便取穴：两手虎口自然平直交叉，一手食指按在另一手桡骨茎突上，指尖下凹陷中是穴。《针灸甲乙经》：去腕上一寸五分
内关	在前臂掌侧，当曲泽与大陵的连线上，腕横纹上2寸，掌长肌腱与桡侧腕屈肌腱之间。《针灸甲乙经》：在掌后去腕二寸
外关	在前臂背侧，当阳池与肘尖的连线上，腕背横纹上2寸，尺骨与桡骨之间。《针灸甲乙经》：在腕后二寸陷者中
合谷	在手背，第1、2掌骨间，当第2掌骨桡侧的中点处。简便取穴：以一手的拇指骨关节横纹，放在另一手拇、食指之间的指蹼缘上，当拇指尖下是穴。《针灸甲乙经》：手大指次指歧骨间
曲池	在肘横纹外侧端，屈肘，当尺泽与肱骨外上髁连线中点。《针灸甲乙经》：在肘外辅骨肘骨之中……以手按胸取之
尺泽	在臂内侧面，肱二头肌桡侧缘，腋前纹头下3寸处。《针灸甲乙经》：在腋下三寸，臂臑内廉动脉中
足三里	在小腿前外侧，当犊鼻下3寸，距胫骨前缘一横指。《针灸甲乙经》：在膝下三寸，胻外廉
丰隆	在小腿前外侧，当外踝尖上8寸，条口外，距胫骨前缘二横指。《针灸甲乙经》：在外踝上八寸，下廉胻外廉陷者中
阴陵泉	在小腿内侧，当胫骨内侧髁后下方凹陷处。《针灸甲乙经》：在膝下内侧辅骨下陷者中，伸足乃得之
印堂	在两侧眉眼的正中处，通过两眉内侧的连线与前后正中线的交点
迎香	在鼻翼外缘中点旁，当鼻唇沟中间。《针灸甲乙经》：在禾髎上，鼻孔旁
期门	在胸部，当乳头直下，第6肋间隙，前正中线旁开4寸。《针灸甲乙经》：在第二肋端，不容傍各一寸五分，上直两乳
太冲	在足背侧，当第1、2跖骨间隙的后方凹陷处。《针灸甲乙经》：在足大指本节后二寸，或曰一寸五分，陷者中

续表

穴 位	定 位
公孙	在足内侧缘，当第一跖骨基底部的前下方。《针灸甲乙经》：在足大指本节后一寸
少泽	在小指末节尺侧，距指甲角0.1寸。《针灸甲乙经》：在手小指之端，去爪甲下一分陷者中
中封	在足背侧，当足内踝前，商丘与解溪连线之间，胫骨前肌腱的内侧凹陷处。《针灸甲乙经》：在足内踝前一寸，仰足取之，陷者中，伸足乃得之
行间	在足背侧，当第1、2趾间，趾蹼缘的后方赤白肉际处。《针灸甲乙经》：在足大指间动脉应手陷者中
上巨虚	在小腿前外侧，当犊鼻下6寸，距胫骨前缘一横指。《针灸甲乙经》：在三里下三寸
委中	在腘横纹中点，当股二头肌腱与半腱肌肌腱的中间。《针灸甲乙经》：在腘中央约纹中动脉
昆仑	在足部外踝后方，当外踝尖与跟腱之间的凹陷处。《针灸甲乙经》：在足外踝后，跟骨上陷中，细脉动应手
委阳	在腘横纹外侧端，当股二头肌腱的内侧。《针灸甲乙经》：出于腘中外廉两筋间
大敦	在足大指末节外侧，距趾甲角0.1寸。《针灸甲乙经》：在足大指端，去爪甲如韭叶及三毛中
隐白	在足大趾末节内侧，距趾甲角0.1寸。《针灸甲乙经》：在足大指端内侧，去爪甲角如韭叶